Heilwald Quetziner Tannen

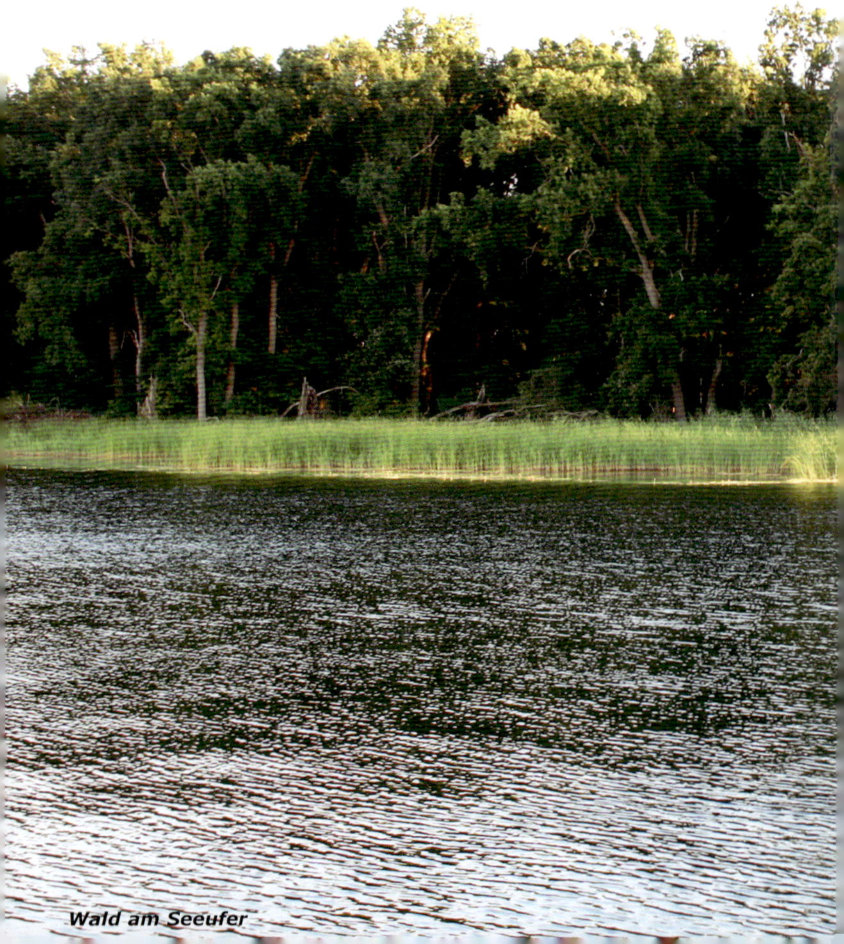

Wald am Seeufer

Band 470

OutdoorHandbuch

Ulrike Katrin Peters

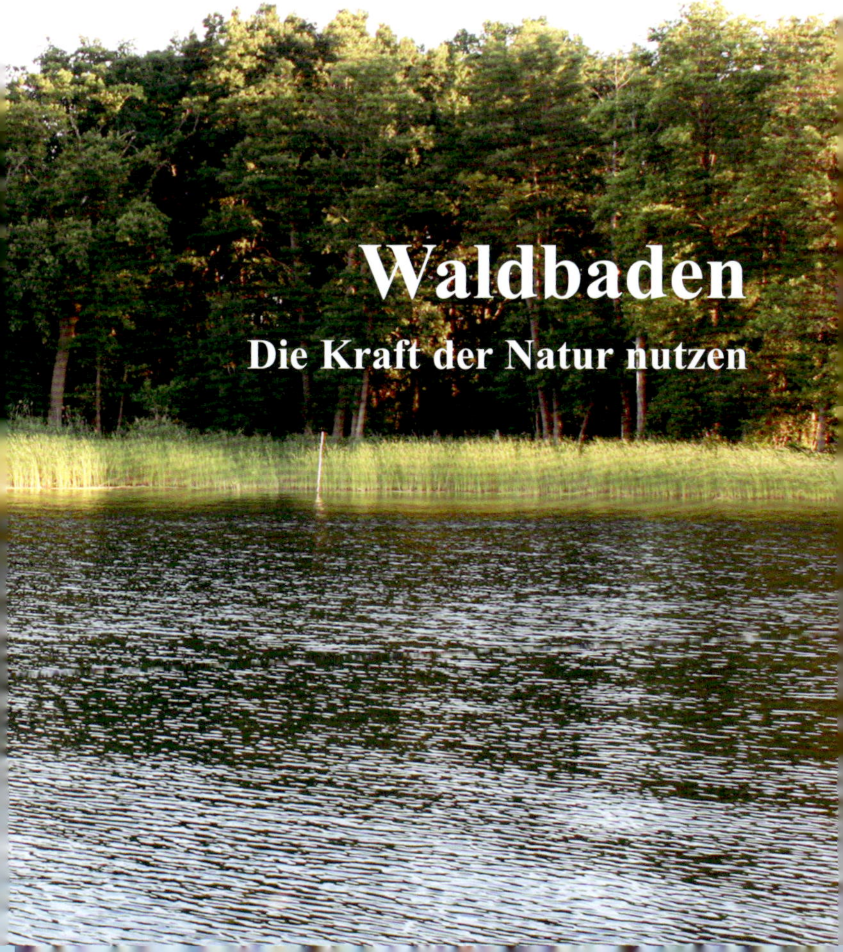

Waldbaden

Die Kraft der Natur nutzen

Waldbaden

Alle Informationen, schriftlich und zeichnerisch, wurden nach bestem Wissen zusammengestellt und überprüft. Sie waren korrekt zum Zeitpunkt der Recherche. Eine Garantie für den Inhalt, z. B. die immerwährende Richtigkeit von Preisen, Adressen, Telefonnummern sowie Internetadressen, Zeit- und sonstigen Angaben, kann naturgemäß von Verlag und Autor - auch im Sinne der Produkthaftung - nicht übernommen werden.

Die Autorin und der Verlag sind für Lesertipps und Verbesserungen (besonders per E-Mail) unter Angabe der Auflagen- und Seitennummer dankbar.

Dieses OutdoorHandbuch hat 128 Seiten mit 62 farbigen Illustrationen. Es wurde auf chlorfrei gebleichtem, FSC®-zertifiziertem Papier gedruckt, in Deutschland klimaneutral hergestellt und transportiert und wegen der größeren Strapazierfähigkeit mit PUR-Kleber gebunden.

FSC
www.fsc.org
MIX
Papier aus verantwortungsvollen Quellen
FSC® C009051

Klimaneutral
Druckprodukt
ClimatePartner.com/10951-2012-1001

Dieses Buch ist im Buchhandel und in Outdoor-Läden erhältlich und kann im Internet oder direkt beim Verlag bestellt werden.

OutdoorHandbuch aus der Reihe „Basiswissen für draußen", Band 470

ISBN 978-3-86686-681-2 1. Auflage 2021

Text und Fotos: Ulrike Katrin Peters
Lektorat und Layout: Ricarda Kuschma

Gesamtherstellung: gutenberg beuys feindruckerei

Dieses OutdoorHandbuch wurde konzipiert und redaktionell erstellt vom:

Conrad Stein Verlag GmbH, Kiefernstr. 6, 59514 Welver,
☏ 023 84/96 39 12, FAX 023 84/96 39 13
info@conrad-stein-verlag.de,
www.conrad-stein-verlag.de

Besuchen Sie uns bei Facebook & Instagram:

www.facebook.com/outdoorverlag

www.instagram.com/outdoorverlag

Titelfoto: Ganz im Hier und Jetzt – die Waldatmosphäre genießen

Inhalt

Haftungsausschluss

Alle Inhalte in diesem Ratgeber sind nach bestem Wissen und Gewissen zusammengetragen worden. Erste Anlaufstelle bei körperlichen oder seelischen Beschwerden sollte immer Ihr Arzt oder Ihre Ärztin sein. Eine Haftung für eventuelle Schäden übernimmt weder Verlag noch Autorin.

Dank

Ein großes Dankeschön geht an Titus Konstantin Raab, Maxime Peters, Tedda und Elisabeth Roosen, Dennis Louis Lemon sowie Christiane Schröter mit David und Jakob Nguyen, für die Lust am gemeinsamen Walderleben und die Fotogeduld. Dr. Imke Barbara Peters und Hermann Schmidt danke ich für Rat und Tat. Meinen Eltern Christel und Alfred Peters danke ich für die „in die Wiege gelegte" Freude an der Natur und die vermittelte Begeisterung fürs „Frischluftleben" in Garten und Wald, auf Wiesen und Bergen, dem Wasser und im Schnee.

Die sanften Farbtöne des Waldes wirken beruhigend

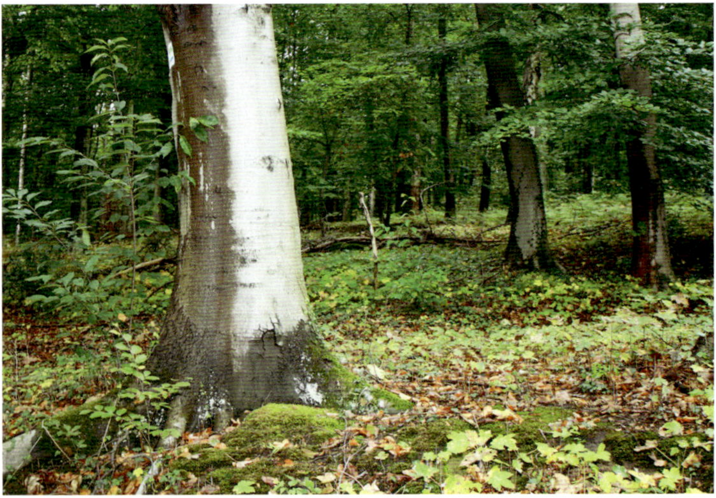

Einleitung

In einer Handvoll Erde stecken mehr Organismen, als Menschen auf der Erde leben. Nicht nur der Waldboden, der gesamte Wald strotzt vor Leben! Kein Wunder, dass er als Lebens- und Energiespender schlechthin gilt.

Viele Menschen wissen intuitiv, dass ihnen ein Waldbesuch guttut. Dieses intuitive Wissen haben japanische Forscher*innen zum Anlass genommen, es wissenschaftlich zu untermauern. Sie „erfanden" Shinrin Yoku, das man mit „Eintauchen in die Waldatmosphäre" übersetzen kann. Dabei badet man nicht im eigentlichen Sinne im Wald. Es geht vielmehr darum, sich mit all seinen Sinnen mit dem Wald zu verbinden. Man schlendert absichtslos und achtsam durch das dichte Grün und bringt sich in Einklang mit der Natur.

Shinrin Yoku – die „Waldmedizin" – blickt in Japan bereits auf eine lange Tradition zurück und wird dort sogar an Universitäten gelehrt. Auch in Europa und in den USA nutzen immer mehr Menschen die heilende Kraft des „Draußen-im-Wald-Seins", um sich vitaler und ausgeglichener zu fühlen. Ob in der Burn-Out-Prophylaxe oder in Lebenskrisen – häufig wird der Wald als Kraftort verehrt, in dem man an Klarheit gewinnen und neue Energie tanken kann. Unsere körperliche Gesundheit und unser Wohlbefinden profitieren ebenfalls vom Waldbaden. Dabei ist die Gesamtheit mehr als die Summe der Einzelteile – die Wirkung des Waldes auf uns Menschen ist ein Gesamtpaket, das positiv auf unseren Geist und unseren Organismus wirkt.

Der Wald als kraftspendender Ort

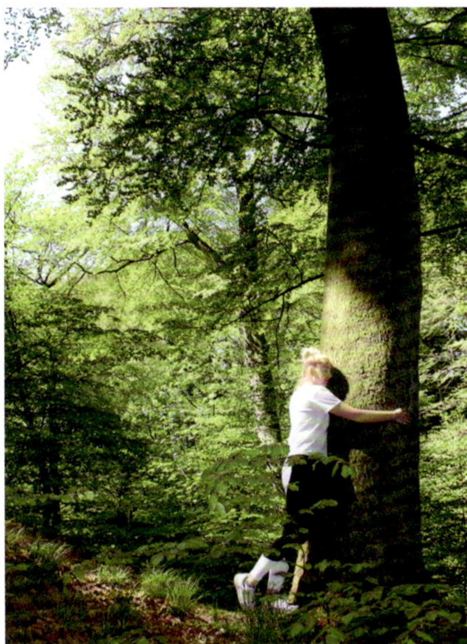

Das üppige Grün, das sanfte Flattern der Blätter im Wald, diffuse Sonnenstrahlen – der Wald macht etwas mit uns. Wir spüren: Die Natur ist unser eigentliches Zuhause. Auch wenn wir uns immer weiter aus ihr zurückgezogen haben, wir sind natürliche Wesen und ein Teil der Natur und damit des Waldes.

Die wohltuende Formel des Waldbadens brachte schon Altmeister Johann Wolfgang von Goethe treffend auf den Punkt: „Ich ging im Walde so für mich hin und nichts zu suchen, das war mein Sinn."

Menschen, die das erste Mal von Waldbaden hören, schauen einen oft fragend an. Etwas so Einfaches soll so guttun? Ja! Völlig kostenfrei, für jeden machbar und in den Alltag integrierbar: Waldbaden ist Präventivmedizin. Es stärkt das Immunsystem und fördert die Abwehrkräfte. Herz und Kreislauf werden gestärkt und sowohl der Cholesterinspiegel als auch der Bluthochdruck sinken. Und damit nicht genug mit den guten Nachrichten: Die Bildung von wertvollen Killerzellen wird angeregt, Stress wird abgebaut, man schläft besser und Menschen mit Lungen- oder Atemproblemen erfahren Linderung.

Als Ort der Entschleunigung finden immer mehr Menschen beim Waldbaden Entspannung und Ruhe. Und damit einen wohltuenden Gegenpol zu einer Welt, in der wir bei der Arbeit, in unserer Umwelt und Gesellschaft immer komplexeren Anforderungen ausgesetzt sind. Nutzen auch Sie das Potenzial des Waldes für Ihre mentale Gesundheit. Lassen Sie bei einem ausgedehnten Waldbad Hektik, Stress und Druck hinter sich. Und wenn wir, wie Dichter Christoph Martin Wieland (1733-1813) so treffend sagte „den Wald vor lauter Bäumen nicht sehen", klärt ein Waldbad unseren Geist, wie eine Tasse Tee unseren Körper reinigt.

Dieses Buch richtet sich an alle, die Waldbaden einmal ausprobieren möchten, und bietet neben Hintergrundwissen auch Tipps und Übungsanregungen. Die im Buch vorgestellten Übungen können Sie dabei nach Herzenslust auswählen und kombinieren.

Zur Geschichte des Waldbadens

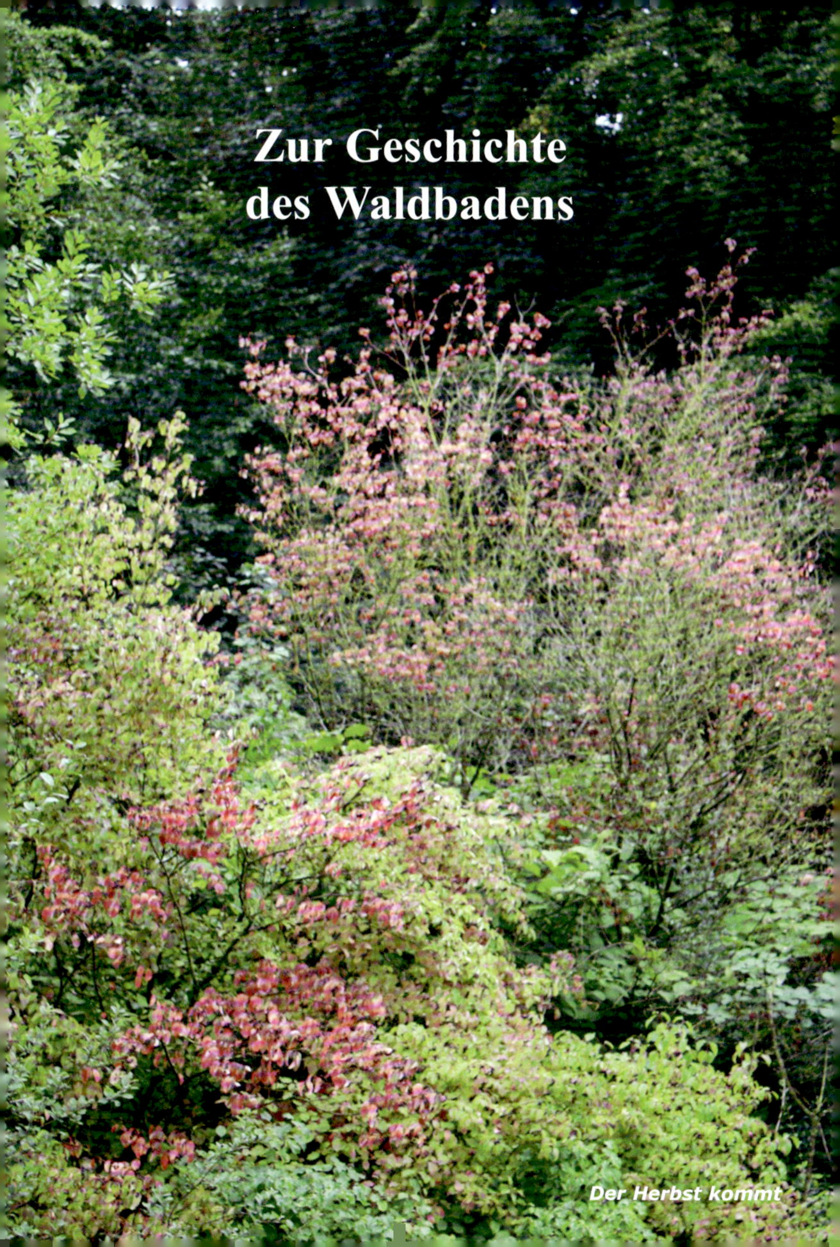

Der Herbst kommt

Das Waldbaden wurde in Japan erfunden – und das aus einem ganz handfesten Grund: Mit einer Art Marketingkampagne wollte man mehr Menschen in die einzigartigen japanischen Wälder zur Naherholung locken. Man meinte damals, dass der Mensch Heilung durch die Natur erfahren und man die Wälder besser schützen könnte, wenn die Menschen eine Beziehung zu ihnen aufbauen würden. Das japanische Ministerium für Landwirtschaft, Forste und Fischerei formte deshalb im Jahr 1982 den Begriff Shinrin Yoku. Der Begriff wurde aus drei Schriftzeichen zusammengesetzt:

森 Shin für großer Wald
林 rin für kleiner Wald
浴 Yoku für Baden

Japanische Schriftzeichen: Waldbaden

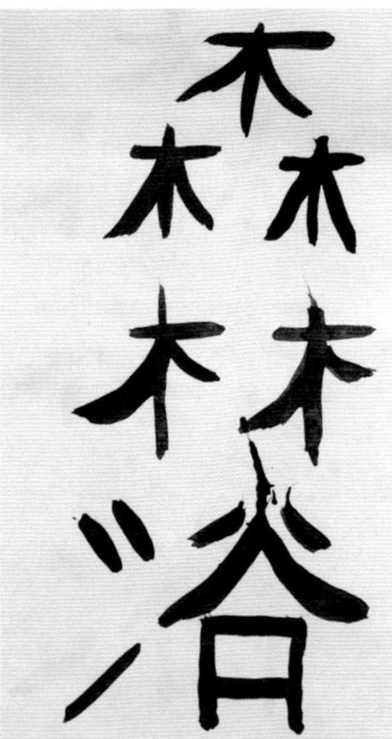

Die Verbundenheit zur Natur ist tief in der japanischen Kultur verwurzelt. Man begann aber neben der intuitiven Naturverbundenheit auch in den 90er-Jahren, die wohltuende Wirkung des Waldes wissenschaftlich zu belegen. Zum einen machte sich der 1954 geborene Waldtherapieforscher Miyazaki Yoshifumi einen Namen mit seinen Untersuchungen, zum anderen hat sich sein ebenfalls japanischer Kollege Dr. Qing Li auf die Erforschung der Heilkraft des Waldes spezialisiert. Yoshifumi betrieb als Professor und Direktor des Zentrums für Umwelt, Gesundheit und Feldforschung an der Universität Chiba Feldforschungen, die die positiven gesundheitlichen Auswirkungen des Shinrin Yoku belegten. Dr. Qing Li ist inzwischen Präsident der im Jahr 2007 in Japan gegründeten Gesellschaft für Waldmedizin. Außerdem lehrt er an der Nippon School in Tokio das Fachgebiet Waldmedizin, das seit 2012 einen eigenen Forschungszweig darstellt.

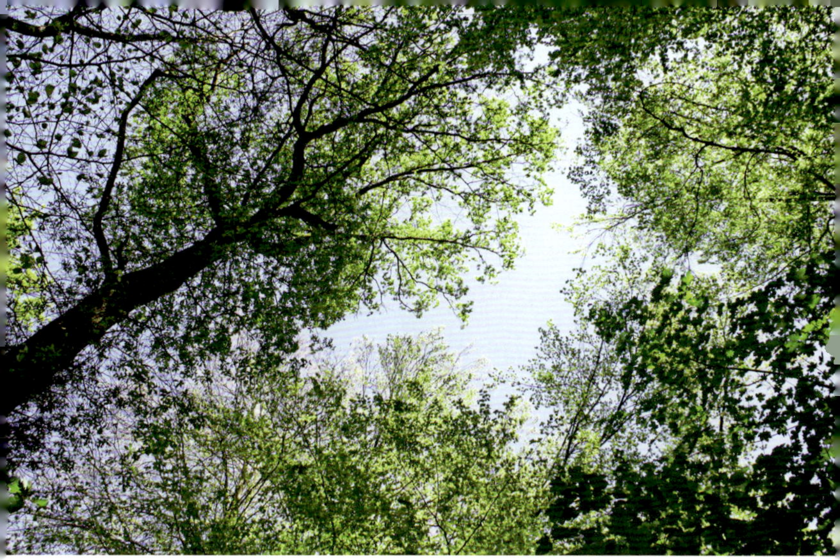

Blick in prachtvolle Baumkronen

In Deutschland vermutete man auch bereits Ende des 19. Jahrhunderts, dass der Aufenthalt in Wäldern gegen Cholera schützen könnte. Mit Beginn des 20. Jahrhunderts untersuchte man deshalb, inwieweit das Waldklima zu Gesundungszwecken dienlich sein könnte. Forscherteams betrachteten schon ab dem Jahr 1928 genauestens, welche unterschiedlichen „Phytonzide“ dort zu finden waren. Dass die „Frischluft-Liegekur“ bis heute so bekannt ist, verdanken wir Thomas Manns literarischem Meisterwerk „Der Zauberberg“. In zahlreichen Waldsanatorien in Deutschland und in der Schweiz versuchte man so, die grassierende Tuberkulose zu behandeln.

Eine kurze Geschichte von Mensch und Wald

In den vergangenen 150 Jahren haben wir Menschen in Europa uns immer weiter von der Natur entfernt. Dabei stammt der Mensch aus der Natur, er ist ein Teil von ihr, er hat in den Wäldern gelebt, Schutz, Bau- und Brennmaterial und Nahrung gefunden. Auch als natürliche Apotheke wurde der Wald mit seinen Pflanzen genutzt. Noch tief verwurzelt ist deshalb die aus der Evolution stammende, tiefe und intuitive Verbindung des Menschen zur Natur. Der alltägliche und positive

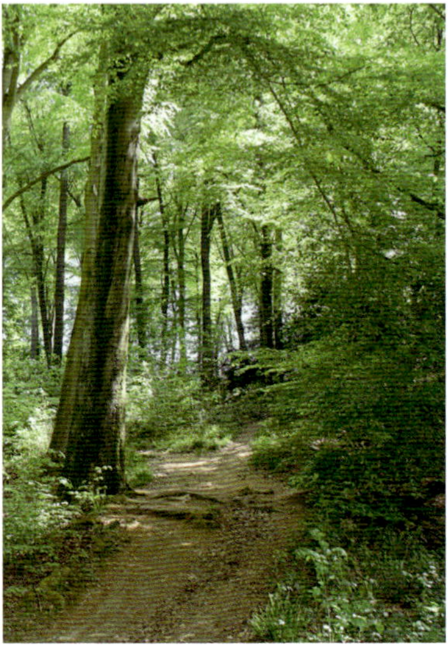

Im Frühling strotz der Wald vor Leben

Bezug scheint uns unterwegs jedoch abhandengekommen zu sein. Liest man Bücher aus der Romantik oder schaut man Bilder von Vertretern der Romantik an, so ist man heutzutage oft überrascht, wie diese die Natur wahrgenommen haben. Man verklärte die Natur und sehnte sich nach natürlichen Landschaften. Maler und Literaten empfanden den Wald als begehrten Wohn-, Erholungs- und Rückzugsraum.

Sie sahen die Natur und die Seele des Menschen als wesensverwandt an und verspürten eine starke Sehnsucht nach Harmonie zwischen Natur und Mensch. Die Naturbegeisterung trug zum Teil sogar religiöse Züge.

Auch in der germanischen sowie nordeuropäischen Mythologie wurden Bäume mit Gottheiten assoziiert. Der Gott Thor wurde mit der Eiche in Verbindung gebracht und Eiben waren in alten Vorstellungen der Sitz der Fruchtbarkeitsgöttin Rinda. Bei den Germanen hielt man Gericht unter der Linde, weil man davon ausging, dass diese nicht nur über Heilkräfte verfügte, sondern auch bei der Wahrheitsfindung helfen könnte. Mit dem Beginn des Christentums fällte man ganz bewusst solche Bäume, um den Glauben an heidnische Götzen auszumerzen.

Während des Mittelalters haben die Menschen die dunklen, tiefen Wälder oft als Bedrohung empfunden. Viele höfische Gedichte und Geschichten ranken sich um den Wald.

Wie oben beschrieben, hellte sich das Waldbild in der allgemeinen Auffassung zur Romantik hin ordentlich auf. Musiker wie Felix Mendelssohn-Bartholdy schufen als Hommage an die Wälder die wunderbaren „Lieder im Freien zu singen", Caspar David Friedrich malte die berühmten Küstenwälder am Ostseestrand und natürlich ließ sich auch Goethe das Thema Wald nicht entgehen.

Auch die Gebrüder Grimm wählten wie andere Märchenschreiber gern den Wald als Schauplatz. Die düstere Atmosphäre der Märchen wie „Rotkäppchen und der böse Wolf" oder „Hänsel und Gretel" prägen bis heute oft noch das Bild, das große und kleine Menschen vom Wald haben. „Das Herz eines Mädchens gleicht einem dunklen Wald", fasst es ein russisches Sprichwort gut zusammen: Der Wald ist verlockend, anziehend faszinierend, unergründlich, geheimnisvoll und weckt die Neugier.

In der Nazizeit wurde der Wald propagandistisch verherrlicht und in der Kriegszeit spielte er zunehmend eine Rolle für die Suche nach Nahrungsmitteln und Heizmaterial. In der Nachkriegszeit wurden viele Filme, die die „heile Welt" illustrieren sollten, im Wald gedreht. Bald wurde der Wald auch ein wichtiger Wirtschaftszweig und im Jahr 1970 wurde schließlich mit dem Nationalpark Bayerischer Wald auch der erste deutsche Nationalpark gegründet.

Seit den 70er-Jahren wurde das Augenmerk immer stärker auf die Erhaltung von Bäumen und Wäldern gerichtet. Das schlug sich in Kunst, Literatur und auch Musik nieder. So sang Schlagersängerin Alexandra im Jahr 1968 mit dem Lied „Mein Freund der Baum ist tot; er fiel im frühen Morgenrot" vielen Menschen aus dem Herzen. Etwa zeitgleich wurde als Reaktion auf das globale Waldsterben der 21. März zum Internationalen Tag des Waldes ausgerufen. Initiator war die FAO (Food and Agriculture Organization of the United Nations). „Dank" des Klimawandels ist dies inzwischen ein ideales Datum, um Bäume zu pflanzen. Dazu finden an diesem Tag viele Aktionen, Veranstaltungen und Ausflüge zum Thema Baum und Wald statt. Neben diesem internationalen Aktionstag gibt es mit dem 25. April auch einen deutschen „Tag des Baumes". Auf Initiative der „Schutzgemeinschaft Deutscher Wald" pflanzte der damalige Bundespräsident Theodor Heuss an diesem Datum im Jahr 1952 als Initialaktion einen Ahornbaum im Bonner Hofgarten.

Der Wald und der Mensch heute

Vieles an der Natur kann man heute als Mensch, der daran gewöhnt ist, sich hinter Fliegengitterfenster in geheizten Räumen aufzuhalten, als störend empfinden. Mücken, Unkraut im Vorgarten, Wespen, die es auf unser Grillgut abgesehen haben. Und doch ist es unleugbar, dass wir ein Teil der Natur sind, dass sie unsere Lebensgrundlage darstellt und dass sie uns viel Wohlbefinden schenken kann. Dabei hat die Natur zahlreiche positive Auswirkungen, die nicht unbedingt messbar sind. Und die Natur braucht uns, wie wir sie brauchen. Heute mehr denn je – Stichwort Klimawandel. Zwar geht es dem Wald heute besser als noch in den 70er-, 80er- und 90er-Jahren, aber heiße, trockene Sommer, die Borkenkäfer und zunehmende Stürme setzen den Wäldern hierzulande stark zu.

Und übrigens, auch wenn uns der direkte Nutzen eines summenden Plagegeistes nicht immer klar ist: „Die Artenvielfalt ist sozusagen eine Maschine der Erde und produziert alles, was wir nutzen", sagt die Direktorin des Frankfurter Senckenberg Biodiversität und Klima Forschungszentrums, Katrin Böhning-Gäse, und führt fort: „Je mehr Arten vorhanden sind, desto stabiler ist das System. Wir haben etwa acht Millionen Arten auf der Erde, die alle irgendwie miteinander agieren" (a tempo Magazin 04/20). Derzeit sind bereits rund eine Million Arten vom Aussterben bedroht.

Und wer meint, er sei ein zu kleines Rädchen im Getriebe, um persönlich etwas in Sachen Klimaschutz und Naturschutz zu tun, der kann sogar von den summenden Blutsaugern lernen: „Wenn du denkst, du bist zu klein, um etwas zu verändern, versuche, mit einer Mücke im selben Zimmer zu schlafen", sagte der Dalai Lama.

Golden leuchtet das Herbstlaub der Birken

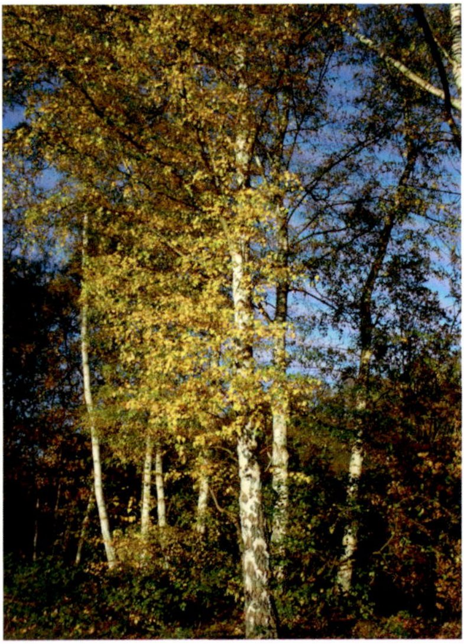

In einer Befragung des Bundesamtes für Naturschutz aus dem Jahre 2012 wurde festgestellt, dass der Wald als Erholungsraum und Ort der Gesunderhaltung an Bedeutung wiederzugewinnen scheint. Als Ort der Entschleunigung finden immer mehr Menschen im Wald Entspannung und Ruhe. Und damit einen wohltuenden Gegenpol zu einer Welt, in der wir bei der Arbeit, in unserer Umwelt und Gesellschaft immer komplexeren Anforderungen ausgesetzt sind.

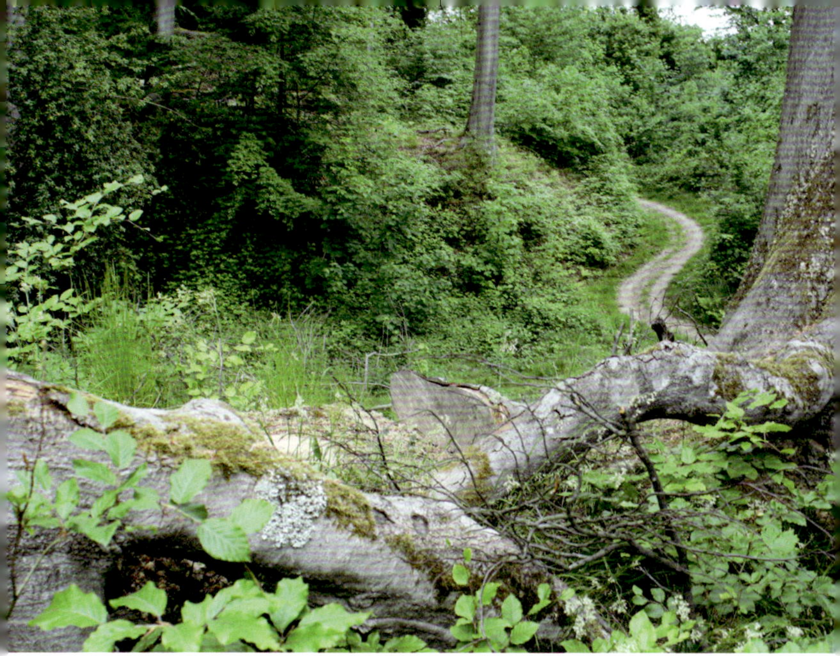

Der Wald wird oft als magischer Ort empfunden

Nutzen auch Sie das Potenzial des Waldes für Ihre psychische Gesundheit und lassen Sie bei einem ausgedehnten Waldbad Hektik, Stress, Druck und Zeitmangel hinter sich.

Waldthemen liegen in unserem technisierten und digitalisierten Zeitalter voll im Trend. Zeitschriften wie der „Stern" oder „Welt der Wunder" widmen allein dem Thema Baumwurzeln ganze Foto- und Textstrecken. Dass Bäume sich in kleinen Gruppen zusammenschließen und miteinander kommunizieren, ist eine Erkenntnis, die fasziniert. Bäume geben Duftstoffe an die Luft ab oder tauschen über ihre Wurzeln Informationen aus, um sich vor Gefahren zu warnen. Mutterbäume kümmern sich um ihren Nachwuchs, stillen diesen zum Teil förmlich. Natürliche Wälder sind große Super-Organismen.

Diese spannenden Erkenntnisse hat Förster und Autor Peter Wohlleben anschaulich in Wort und Bild verpackt und für Millionen zugänglich gemacht. Mit seinen Waldbüchern, vor allem mit „Das geheime Leben der Bäume: Was sie fühlen, wie sie kommunizieren – die Entdeckung einer verborgenen Welt" hat er es in die Herzen von unzähligen Naturfreunden und auf die Bestsellerlisten geschafft. Sein gleichnamiger Film wurde sogar in deutschen Kinos ausgestrahlt, so groß war und ist das Interesse am Thema Wald heute.

Wichtig für Waldbadende ist, dass der Wald keine Kulisse ist, sondern ein schützenswerter, empfindlicher Naturraum, den wir behutsam nutzen dürfen.

Biophilie

Es gibt die Annahme, dass der Mensch den angeborenen Wunsch, ein evolutionär bedingtes, genetisch programmiertes, tiefes Bedürfnis hat, mit der Natur verbunden zu sein. Erich Fromm hat den Begriff Biophilie auch als „Liebe zum Lebendigen" definiert. Der Soziobiologe Edward O. Wilson betrachtet das Verhältnis Mensch-Natur aus evolutionsbiologischer Perspektive. In seinem Buch „Biophilia" entwickelte er die Biophilie-Hypothese. Er meinte, dass der Mensch die Natur liebt, weil er über Jahrhunderte erfahren hat, dass sie uns beim Überleben hilft. Damit nicht genug, wir sind seiner Meinung nach sogar genetisch darauf programmiert, Wälder, Wiesen, Pflanzen und Tiere zu lieben, weil diese Verbindung unserer Gesundheit förderlich ist. Die Hypothese ist allerdings nicht ganz unumstritten. Kritiker weisen darauf hin, dass der Mensch auch viele berechtigte Ängste vor der Natur hat – Löwen, giftige Spinnen, Stürme ...

Der Direktor des Zentralinstituts für Seelische Gesundheit, Professor Andreas Meyer-Lindenberg, hat in zwei Studien nachweisen können, dass es einen Zusammenhang zwischen der Häufigkeit unserer Aufenthalte im Grünen und unserem psychischen Wohlbefinden gibt (my life 14/2020). Der positive Effekt von Naturaufenthalten sei so stark nachzuweisen gewesen, dass er nur von der schönsten Nebensache der Welt übertroffen wird: „Eigentlich ist nur Sex wirksamer als das Naturerlebnis", so der Mannheimer Wissenschaftler.

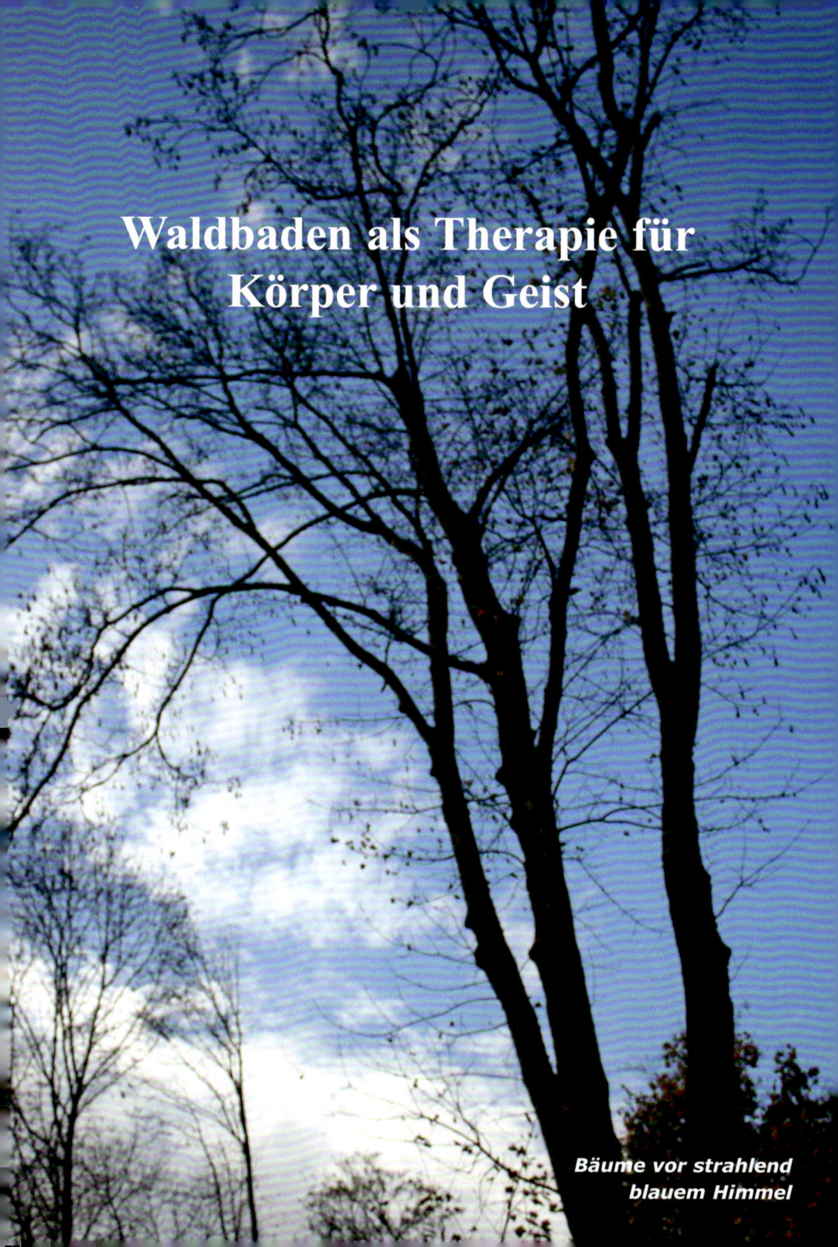

Bäume vor strahlend blauem Himmel

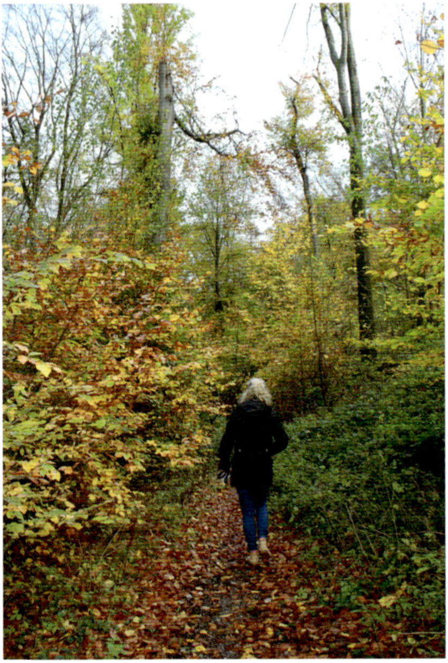

Waldaufenthalte tun erwiesenermaßen gut

Dass man zu Erholungszwecken in den Wald geht, ist in unseren Regionen weitverbreitet. Viele Zeitgenossen scheinen instinktiv darüber hinaus aber auch zu spüren, dass der Gang in den Forst insgesamt der Gesundheit dient. Waldaufenthalten werden präventive und gesundheitsfördernde Wirkungen zugeschrieben.

Menschen, die das erste Mal von Waldbaden hören, schauen einen oft fragend an. Etwas so Einfaches soll so guttun? Ja! Völlig kostenfrei, für jeden machbar und in den Alltag integrierbar: Waldbaden tut gut. Waldbaden steigert die Abwehrkräfte und stärkt unser Immunsystem. Es sorgt außerdem dafür, dass Herz und Kreislauf gestärkt werden. Wer sich im Wald bewegt, regt die Bildung von Killerzellen an, kann Stress reduzieren und von besserer Nachtruhe profitieren. Ein weiterer gesunder Nebeneffekt des Waldbadens: Sowohl Blutdruck als auch Cholesterinspiegel sinken. Und Menschen, die an Lungen- oder Atemproblemen leiden, erfahren im Wald Linderung. Kein Wunder, enthält Waldluft doch rund 90 % weniger Staubpartikel als Stadtluft!

Wer waldbadet, tut definitiv etwas für seine Gesundheit, er sorgt für Stressabbau und beugt vielen Krankheiten vor. Schon Hippokrates wusste: „Die Krankheiten befallen uns nicht wie aus heiterem Himmel, sondern entwickeln sich aus täglichen Sünden gegen die Natur: wenn diese sich gehäuft haben, brechen sie scheinbar auf einmal hervor." Damit sprach der bedeutende Arzt der Antike an, was Waldbadeforscher*innen auch empfehlen: Unser Körper braucht die Verbindung, den Kontakt zur Natur, um uns gesund erhalten zu können.

Wer ziellos durch den Wald schlendert und sich mit allen Sinnen auf ein Waldbad einlässt, der tut außerdem etwas für sein Wohlbefinden und seine Konzentrationsfähigkeit und findet nachweislich zu mehr Gelassenheit. Dadurch schützen wir uns selbst auch vor einem heute so verbreiteten Burn-out. Waldbaden kann außerdem Depressionen lindern und bei der Gewichtsreduktion helfen. Wer beruflich oder privat auf gute Ideen angewiesen ist, der findet durch das Waldbaden zu mehr Kreativität und kommt auf neue Gedanken.

Woran das liegt? Vermutlich daran, dass der Wald für uns Menschen immer schon alles zur Verfügung gestellt hat, was wir zum Leben brauchen. Wälder produzieren Sauerstoff, Nahrungsmittel, liefern Material zum Haus- und Möbelbau, für Kleidung und reinigen Trinkwasser. Nicht zuletzt war der Wald auch immer ein Stück weit die Apotheke für unsere Vorfahren. Dazu haben die Wälder uns auch immer schon Schutz geboten und Erholung geschenkt.

Warum der Aufenthalt im Wald so wohltuend ist? Dr. Quing Li, der in Japan viel zum Thema Waldgesundheit forscht, formuliert es so: „Der Wald [...] ist ein Geschenk des Göttlichen an uns Menschen. Mutter Natur [...] arbeitet harmonisch mit uns und unserer angeborenen Fähigkeit zur Heilung zusammen."

John Muir (1838-1914), Naturphilosoph und Schreiber, attestierte dem Waldbesuch, dass er sich mit seiner Seele verbinden kann: „Und in den Wald gehe ich, um meinen Verstand zu verlieren und meine Seele zu finden."

Auch das Bundesamt für Naturschutz bescheinigt, dass der Aufenthalt in der Natur sich positiv auf das Wohlbefinden, die Konzentrationsfähigkeit und unsere Stimmung auswirkt. Die „Kontrasterlebnisse" durch die frischen Farben, besonderen Gerüche und Laute ermöglichen, Abstand zum Alltag zu gewinnen. So entsteht Raum zu Selbstreflexion und Sinnfindung.

Terpene oder Phytonzide

Einen großen Anteil an der gesundheitsfördernden Wirkung des Waldes haben möglicherweise die Terpene oder auch Phytonzide. Diese unsichtbaren, bioaktiven Substanzen und Botenstoffe haben eine wohltuende Wirkung auf unseren Organismus. Mithilfe dieser flüchtigen Substanzen, die wir über die Haut und Atemwege aufnehmen können, wehren Bäume Feinde, wie zum Beispiel Insekten, ab. Harzig, würzig, holzig – besonders bei Nadelbäumen können wir den besonderen Geruch des ätherischen Öls in den Nadeln, Rinden und im Baumharz auch riechen. Während der Mitbegründer des Shinrin Yoku, Dr. Quing Li, aus seinen

Forschungsarbeiten ableitet, dass die Terpene eine zentrale Bedeutung für die positiven Auswirkungen des Waldbadens auf uns haben, sehen andere Forscher*innen eher das Gesamtpaket Wald als heilbringend an. Der renommierte Arzt für Naturheilkunde am Berliner Immanuel-Krankenhaus, Andreas Michalsen, sieht Waldbaden als wohltuende „Interaktion mit der Natur". Und weiter sagt er: „Sie [die Natur] ist multifaktorell. Terpene sind nur ein Teil des großen Ganzen." Der Körper signalisiert uns durch das Wohlgefühl im Wald: Gib mir Natur, ich brauche sie (Zeit Wissen Nr. 3/2018).

Natürlich ersetzt ein Waldbad keine medizinische Untersuchung oder Behandlung. Aber zahlreiche Studien, die im Folgenden vorgestellt werden, beweisen den gesundheitsfördernden Nutzen des Waldes.

Gut für den Geist

„Ich brauche keine Therapie. Ich geh in den Wald", heißt es humorvoll auf modischen T-Shirts und Postkarten. Auch wenn es sicherlich scherzhaft gemeint ist, ein wahrer Kern steckt in dieser Aussage sicherlich allemal. Denn der Wald ist für viele Menschen ein Ort, an dem sie Entspannung und Anregung finden. Der Blick auf einen einzelnen Baum kann dabei durchaus auch therapeutisch wirken: Ist er nicht auch gebrochen an manchen Stellen, hat er es nicht auch schwer, auf dem abfallenden Gelände Halt zu finden und meistert trotzdem sein Leben voller Stärke und trotzt Widrigkeiten wie Dürren, Pilzen und Stürmen? Wie das Leben selbst besteht die Welt der Bäume aus Licht und Schatten, Entstehen und Vergehen. Und angesichts erhabener Bäume, die schon einiges an Zeitgeschehen mitgemacht haben, kann uns manchmal unsere aktuelle Sorge schön klein und unbedeutend vorkommen. Was für eine Erleichterung das bringen kann!

Heilwald Quetziner Tannen

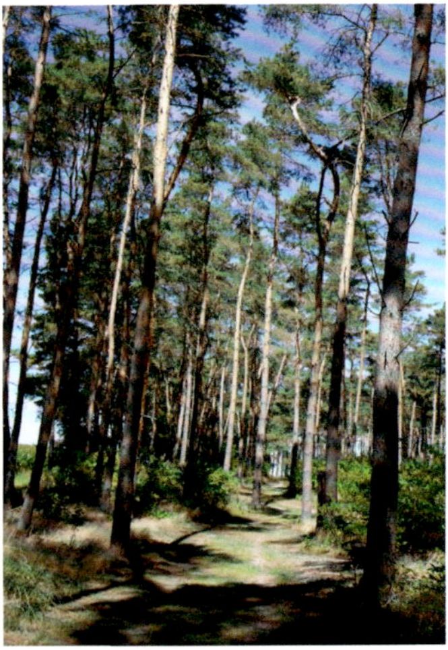

Übung: Sich anlehnen

Vielleicht haben Sie Lust, sich mit dem Rücken an einen Baum zu lehnen und seine Stärke zu fühlen. Eine echte Stütze, oder? Vielleicht spüren Sie Unterschiede, wenn Sie sich an verschiedene Stämme lehnen. Buchenstämme sind glatt und fühlen sich kühl an, was besonders im Sommer angenehm sein kann. Eichen haben eine raue Rinde und fühlen sich eher warm an. Ein Gefühl, das besser zum Winter passt.

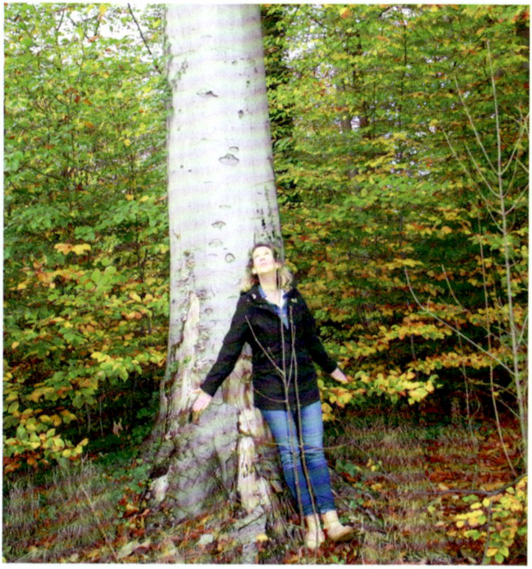

Sich an einen Baum anzulehnen gibt Halt

Erholung vom Dauerstress

Erholung wird in unserer zunehmend temporeichen und technisierten, anspruchsvollen Welt immer wichtiger. Erholung soll beanspruchungsregulierend wirken und jedem Menschen so ermöglichen, seine Gesundheit zu erhalten, indem er sich nach anstrengenden Phasen wieder erholt. Wer sich also psychisch oder körperlich angestrengt hat, der benötigt nach dem allgemeinen medizinischen Verständnis ein kleines Päuschen, um seine verbrauchten Energien wieder aufzufüllen. Bleibt diese Erholungspause aus, kann das zu dem Gefühl von Gestresst-Sein, von Müdigkeit, Erschöpfung und sogar – so seltsam es klingen mag – zu Schlaflosigkeit führen. Wer körperlich oder geistig erschöpft ist, der muss langfristig mit negativen Auswirkungen auf seine Gesundheit rechnen.

Heute sagen acht von zehn Menschen in Deutschland, dass ihr Leben durch Stress belastet sei. Und Stress beeinträchtigt unsere Gesundheit. Neben seelischer Erschöpfung und gestörtem Schlaf führt er zu Verspannungen im Halteapparat und zu einer Dauerbelastung von Herz- und Kreislaufsystem. Die ständige

Erreichbarkeit und Berieselung durch Handy, Tablet und Co., prestigeträchtige Reisen oder Hobbys zehren immer weiter an unseren kleinen zeitlich begrenzten Ruheinseln, in denen wir uns besinnen, erholen, gedanklich sortieren und uns einfach zurücklehnen können.

Machen Sie sich, bevor Sie den Wald zum Waldbad betreten, noch einmal klar, dass jetzt eine Ruheinsel vor Ihnen liegt, die Sie genießen dürfen. Genießen Sie Vorfreude darauf und erfreuen Sie sich daran, dass der Wald und jeder einzelne Baum verlässlich und immer für Sie da ist wie ein Freund.

Cortisol, das Stresshormon

Um das Stresslevel einer Person zu messen, misst man den Cortisolspiegel im Blut. Dieses Stresshormon wird immer dann vom Körper ausgeschüttet, wenn wir angespannt, gestresst oder nervös sind. Das soll uns helfen, mit der Belastung oder Bedrohung fertig zu werden. Das Hormon wirkt entzündungshemmend und sorgt für einen höheren Glukosespiegel im Blut, sodass den Zellen mehr Energie zur Verfügung steht. In früheren Zeiten mussten wir, wenn ein Säbelzahntiger vor unserem Höhleneingang stand, schnell handeln können. Da war es hilfreich, dass Cortisol u. a. unsere Herzfrequenz erhöhte. Sind wir aus der belastenden Situation entkommen, ist der hungrige Bär verscheucht oder erlegt, dann sinken Cortisolspiegel und Herzfrequenz wieder. Da unser Leben heute aber viel komplexer ist, wir bereits morgens im Stau gestresst sind, im Büro Druck durch den Chef und durch ein hohes Arbeitsaufkommen haben, droht die Gefahr, dass der Cortisolspiegel dauerhaft erhöht bleibt – und dass der Mensch dadurch anfällig wird für zahlreiche Krankheiten.

Techno- und Großstadtstress

Das menschliche Nervensystem besteht aus dem parasympathischen System zum einen und aus dem sympathischen System zum anderen. Beide sollten möglichst ausgeglichen zum Einsatz kommen. Ersteres ist für die Themen Erholung und Ruhe zuständig, das Zweitere für Kampf, Einsatz, Flucht. Um in dem oben genannten Bild zu bleiben: Das parasympathische System war bei unseren Vorfahren aktiv, wenn sie auf der Suche nach Beeren durch die Wälder streiften oder sich in der Höhle auf einem Fell vor dem Feuerchen rekelten. Das sympathische System kam zum Einsatz, wenn unsere Vorfahren den heißen Atem des hungrigen Bären im Angesicht spürten. Wichtig war, dass nach der aufregenden Begegnung mit dem wilden Tier eine Phase von Erholung und Entspannung in der Höhle folgte, und der menschliche Organismus nicht in ständiger Alarmbereitschaft verharrte.

Und heute? Gibt es doch gar keine hungrigen Bären mehr? Aber neue Stressoren gibt es, die den Höhlenbewohnern völlig unbekannt waren. Rund neun Stunden täglich verbringen wir vor Bildschirmen – das führt zu „Technostress", den unser Körper mit Kopfschmerzen, Depressionen, Unruhegefühlen, Augen- und Nackenproblemen, Schlaflosigkeit oder Stimmungsschwankungen quittiert. Hinzu kommt, dass wir Europäer uns durchschnittlich 90 % der Zeit in Innenräumen aufhalten. Gehen wir dann einmal vor die Tür, so befinden sich die meisten von uns gleich im nächsten stressigen Umfeld, nämlich einer städtischen Umgebung. Hektik, Enge, ein hoher Lärmpegel – all das bedeutet Stress für unseren Körper. Und je stressiger unser Leben ist, desto kränker werden wir. Kein Wunder, dass die WHO, die Weltgesundheitsorganisation, Stress die Epidemie unseres Jahrhunderts nennt. Herzinfarkte, Schlaganfälle, Krebserkrankungen, psychische Erkrankungen, erhöhter Konsum von Alkohol und Drogen – all diese Erkrankungen haben Stress als (Mit-)Ursache.

Der Wald – ein stressfreier Ort

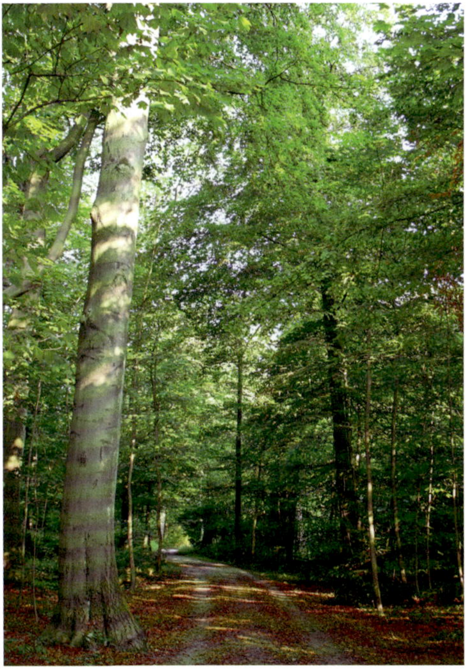

Die gute Nachricht: Allein ein Aufenthalt in der Natur, ein Waldbad von zwei Stunden kann uns helfen, diesen Stress abzuschütteln. Wenn wir es schaffen, unsere Sinne mit dem Wald zu verbinden, dann sinken die Schultern und der Stresspegel. Das parasympathische System, das uns Ruhe und Erholung schenkt, wird gestärkt, während das sympathische System unterdrückt wird. Adrenalin- und Cortisolspiegel sinken im Laufe des Waldbades genau wie Blutdruck und Herzfrequenz.

Der Wald als Erholungsort hilft, aus dem alltäglichen Stress zu entfliehen, seine Ruhe zu haben und zu finden, dem Trubel des Alltags zu entkommen. Für sich zu sein, ungestört zu sein. Der Ausgleich, den wir dabei empfinden, geschieht übrigens emotional genauso wie psychisch und körperlich. Für immer mehr gestresste Zeitgenossen bildet der Wald einen einzigartigen Ort für eine Auszeit. Er spendet neue Kraft und gibt dem Leben eine neue weitere Sinnhaftigkeit. Die Erholung steigt übrigens umso mehr, je mehr einem die Landschaft liegt. Wer das Meer mehr liebt als hochalpine Regionen, der wird bei einem Strandspaziergang vermutlich auch mehr Erholung finden als bei einer Bergtour. Zahlreiche Untersuchungen zeigen übrigens, dass die gesundheitsfördernden und erholungsfördernden Effekte noch gesteigert werden können, wenn der Erholungssuchende beim Waldbaden Entspannungstechniken anwendet. Dabei ist es übrigens unerheblich, ob man aktive Formen (wie z. B. Tai-Chi oder Yoga) oder passive (Gedankenreise, Autogenes Training, Mindfulness-Training) anwendet.

Glücklich im Wald

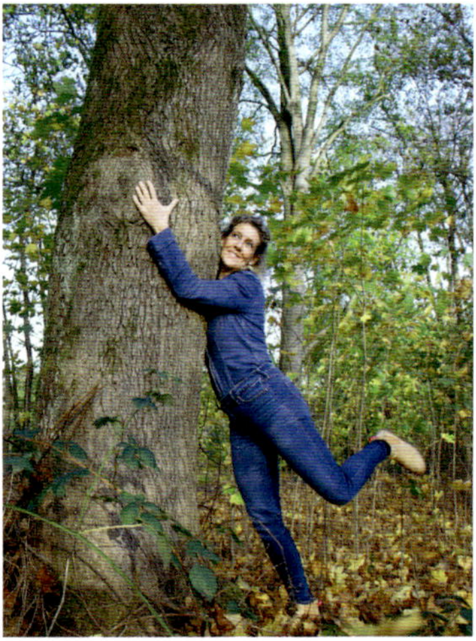

Gut fürs Gemüt – die Stimmung steigt

„Ich verstehe nicht, wie man an einem Baum vorübergehen kann, ohne glücklich zu sein“, sagte einst schon Dostojewskij. Die meisten von uns könnten seinen Satz wohl unterschreiben, weil sie auch erfahren haben, dass einen Wald zu betreten bedeutet, seine Stimmung zu heben. Auch Forscher*innen sind sich einig, dass ein Ausflug in die Natur Erschöpfungsgefühle, Feindseligkeit, Wut, depressive Verstimmungen und Anspannung lindert. Ein Waldbesuch hilft uns, aus dem grüblerischen Gedankenkarussell auszusteigen, wir können unser Gemüt klären. Vitalität und positive Stimmungen nehmen zu. Verschiedene Studien hierzu untermauern den positiven Effekt auf unsere Gefühlswelt. In einer schwedischen Studie wurde herausgefunden, dass neben Waldbaden auch Heimwerken oder Handarbeit ganz ähnliche Auswirkungen haben und vor Burn-out, Erschöpfung und übermäßigem Stress schützen können.

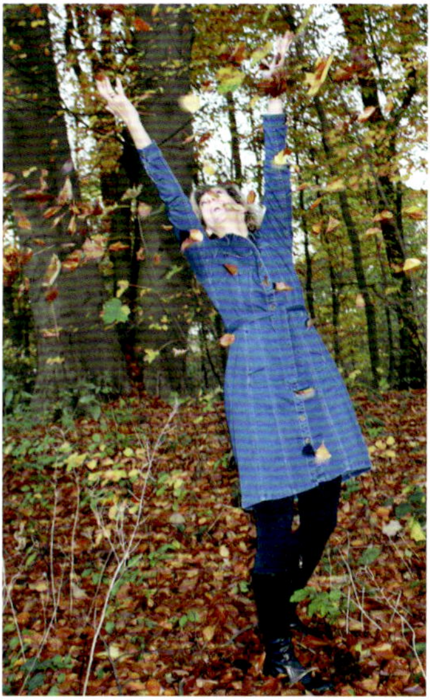

Ein Waldbad hebt die Stimmung

Weitere Forschungsarbeiten berichten davon, dass das Wohlbefinden der Proband*innen zunahm, wenn sie sich regelmäßig in der Natur aufhielten. „Je effektiver die Proband*innen die Emotionsregulierung in der Natur erleben, desto gesünder fühlen sie sich", schreibt dazu Prof. Dr. Angela Schuh vom Lehrstuhl für Public Health in München. Dabei ist das psychische Wohlbefinden eng mit dem physischen Wohlbefinden verbunden.

Auch wenn es in der Forschung bisher nicht weitreichend belegt ist, berichten viele Naturfreunde davon, dass sie durch den Aufenthalt und die Bewegung im Freien oft Lösungen oder Ideen für ihre Probleme oder Projekte finden.

Kennen Sie auch das Gefühl, dass alle ständig etwas von Ihnen wollen? Das moderne Leben, das wir leben, ist anstrengend. Kein Wunder, dass so manch einer gereizt oder wütend reagiert. Zeitdruck, Schlafmangel, zu viel Kaffee, Wein oder Bierchen – das schlägt irgendwann auf das Gemüt. Oder wie Marc Aurel es sagte: „Auf die Dauer der Zeit nimmt die Seele die Farben unserer Gedanken an." Wäre es nicht schön, wenn unsere Seele statt in Düstergrau oder Alarmrot in Hellgrün „erstrahlen würde", in allen frischen Farben, die der herrliche Wald so hergibt?

Die bevorzugte Methode, mit der Stimmungen und Stimmungsverbesserungen gemessen werden, ist der sogenannte POMS-Test. Die Abkürzung steht für „Profile of Mood States". In diesem Test, den man in englischer Sprache zum Download im Internet finden kann (z .B. unter 💻 https://portal.sirona.ai/), werden rund 65 Gefühlszustände abgefragt. Als Benutzer muss man z. B. Wut, Besorgnis, Trauer, Angst, Sorgen, Erschöpfung, Verwirrung, Unsicherheit, Nervosität, Hoffnungslosigkeit usw. mit fünf „Schulnoten" von leicht bis sehr stark bewerten. Vielleicht wollen Sie es selbst genauso machen wie Proband*innen in einem Waldbadeexperiment und den Fragebogen einmal vor dem Waldbad und dann einmal nach dem Waldbad ausfüllen und beide vergleichen? In einer Studie, die Dr. Quing Li in Tokio durchführte, wurde belegt, dass bereits ein zweistündiges Waldbad zu mehr Wohlbefinden und weniger Stressgefühl führte. Da auch die Stresshormone im Blut untersucht wurden, wurde diese subjektive Beurteilung objektiv untermauert. Spannend fand der Mitbegründer der Shinrin-Yoku-Bewegung auch, dass Frauen offensichtlich noch empfänglicher für die positiven Auswirkungen des Waldbadens sind als Männer. Dies bestätigten sowohl die POMS-Fragebögen als auch die gemessenen Stresshormone.

Das Leibniz Institut stellt mit dem ASTS-Fragebogen auch einen vergleichbaren Test zur Bewertung des momentanen Befindens in deutscher Sprache zur Verfügung.

💻 www.psycharchives.org

Glück am Wegesrand

Ein kanadisches Forscherteam führte ein zweiwöchiges Experiment durch, bei dem es drei unterschiedliche Gruppen gab. Die erste Teilnehmergruppe sollte jeden Tag Fotos von „Natur" machen und dazu notieren, welche Gefühle es in ihnen auslöst. Einige knipsten einen Löwenzahn, der zwischen zwei Steinen hervorwuchs, und beschrieben das als „Glück am Wegesrand", andere fotografierten einen Baum in ihrer Straße. Die zweite Gruppe sollte das Gleiche mit von Menschenhand hergestellten Objekten tun, die dritte Gruppe hatte keine spezifische Aufgabe. Die Ergebnisse erstaunten die Forscher*innen: Die Teilnehmergruppe, die die Natur fotografierte, beschrieb sich als deutlich glücklicher als die Teilnehmer*innen der anderen beiden Gruppen. Die Schlussfolgerung der Forscher*innen der University of British Columbia Okanagan Campus: Zeit in der Natur zu verbringen, ist ein direkter Weg zum Glück! Forschungsleiterin Holli-

Anne Passmore ergänzt, dass es schon reicht, einfach die Natur um sich herum wahrzunehmen, um ein Glücksgefühl zu empfinden und sein Wohlbefinden zu verbessern.

Gut für den Körper

Genauso wohltuend wie für den Geist ist ein Waldbad auch für den Körper. Und auch wenn Waldbaden kein Heilmittel im eigentlichen Sinne darstellt, es ist ein probates Mittel, sein Wohlbefinden jederzeit und fast überall völlig kostenfrei und unabhängig von Öffnungszeiten oder Kursangeboten zu steigern. Es kann präventiv helfen, einem Burn-out genauso wie einer schmerzhaften Schulterverspannung oder einem Herzinfarkt vorzubeugen. Dass die Waldtherapie faktisch eine gesundheitsfördernde Wirkung erzielt, ist inzwischen durch zahlreiche Studien wissenschaftlich belegt.

Immunsystem

Positiv auf unser Immunsystem wirkt sich die gute Luftqualität im Wald aus. Das natürliche, ruhige Umfeld und (leichte) körperliche Aktivität fördern die Entspannung und lassen das Stresslevel sinken. Dies lässt sich durch den Rückgang von Stresshormonen im Blut nachweisen. Die Immunglobuline A, G und M steigen hingegen im Blut an. Durch die erhöhte parasympathische Aktivität werden auch die sogenannten Killerzellen mobilisiert.

Killerzellen

Es hört sich an wie aus einem Science-Fiktion-Roman und dabei gibt es sie wirklich. Jeder von uns verfügt in seinem Körper über natürliche Killerzellen, die das Immunsystem stärken. In seinen Studien dokumentierte der „Waldbade-Papst" Qing Li, dass das Einatmen von biochemischen Stoffen aus der Waldluft das Immunsystem stärkt. Der Anteil der natürlichen Killerzellen im Blut kann um bis zu 50 % ansteigen. Dies kann im Blut über eine Dauer von mehreren Tagen nachgewiesen werden.

Die sogenannten NK-Zellen gehören zu den Lymphozyten. Diese Lymphozyten sind zelluläre Bestandteile des Blutes und bilden eine Untergruppe der weißen Blutzellen. Die NK-Zellen können abnormale Zellen wie virusinfizierte Zellen oder auch Tumorzellen erkennen und angreifen.

Dr. Quing Li konnte in einem Experiment mit 13 Krankenschwestern, die sich drei Tage und zwei Nächte im Wald aufhielten, einen Anstieg der Aktivität der natürlichen Killerzellen und die Abnahme der Stresshormone Noradrenalin und Adrenalin feststellen. Es sah so aus, als ob das mehrmalige Wiederholen von vierstündigen Waldaufenthalten einen eindeutigen Effekt bei gesunden Patienten hat. Li führt dies größtenteils auf die Wirkung der Terpene oder Phytonzide zurück. In Laboruntersuchungen schwächte er Killerzellen zudem ab und konnte nachweisen, dass diese wieder normal funktionieren konnten, nachdem eine Nährlösung mit Phytonziden aufgebracht wurde.

Pflanzen ins Haus holen

Zimmerpflanzen fördern unser geistiges und körperliches Wohlbefinden. Der Trend zu sogenannten „Urban Jungles" im Wohnzimmer oder auf den Balkon nimmt weiter zu. Ein möglicher Grund dafür: Unser Alltag in den Städten wird immer technisierter, hektischer, grauer. Kein Wunder, dass wir uns danach sehnen, uns mit Natur zu umgeben. Die Universität Michigan erforschte zudem, dass 20 % mehr Gedächtnisleistung möglich sind, wenn wir uns beim Arbeiten und Lernen mit Pflanzen umgeben. Auf Platz eins der hilfreichen Zimmerpflanzen steht die Grünlilie, die in 24 Stunden laut Forschungen 95 % der Giftstoffe, die Lacke, Wandfarben, Teppiche oder Möbel ausdünsten, aus der Raumluft filtern konnte. Gut, um die Luftfeuchtigkeit zu erhöhen, ist die Friedenslilie. Selbst immer durstig gibt sie auch jede Menge Feuchtigkeit an unsere Atemluft ab – das bekommt trockener Haut genauso gut wie unseren Atemwegen.

Die NASA forscht seit den 80er-Jahren am Sick-Building-Syndrom. Hierbei handelt es sich um Beschwerden wie Allergien, Kopfschmerzen, Übelkeit, gereizte Atemwege oder brennende Augen, die nach einem längeren Aufenthalt in einem bestimmten Gebäude auftreten. Nach Verlassen des Gebäudes nehmen diese Beschwerden wieder ab. Die Ursache kann in giftigen Ausdünstungen aus Möbeln oder Teppichen liegen, aber auch an defekten oder schlecht gewarteten Klimaanlagen oder mangelnder Belüftung der Räume. Die Wissenschaftler*innen fanden heraus, dass es Pflanzen gibt, die verschiedene Gifte (wie Benzol, Trichlorethylen oder Formaledhyd) aus der Luft herausfiltern können. Regenerierende Wirkung erzielen laut dieser Forscher*innen Zimmerpflanzen wie Schwertfarn, die Goldfruchtpalme, die Zwergdattelpalme, der Drachenbaum, der beliebte Gummibaum und der langblättrige Feigenbaum.

Blutdruck und Arteriosklerose

Studien belegen, dass Waldbaden dabei helfen kann, den Blutdruck zu senken. Die Herz-Kreislauf-Gesundheit wird durch regelmäßiges Waldbaden gefördert. Vor allem Personen mittleren und höheren Alters mit leicht erhöhtem Blutdruck profitieren vom Aufenthalt im Wald. Auch die Lungenkapazität und die Arterienelastizität verbesserten sich bei diesen Zielgruppen nach einem Waldbad deutlich.

Darüber hinaus scheinen Waldbesuche dabei zu helfen, die Entstehung von Arteriosklerose hinauszuschieben. Umgangssprachlich bezeichnet man diese Erkrankung, bei der sich Ablagerungen an den Blutgefäßwänden bilden, auch als Verkalkung. Der Blutfluss wird durch diese Verengungen eingeschränkt. Dies kann zu Durchblutungsstörungen und im schlimmsten Fall zu einem Schlaganfall oder Herzinfarkt führen. Die südkoreanischen Forscher Lee und Lee untersuchten im Jahr 2014 die Wirkung von Waldaufenthalten und attestierten den älteren teilnehmenden Proband*innen allesamt eine Entspannung des Herz-Kreislauf-Systems und damit vorbeugende Wirkung.

Herz-, Kreislauf- und Stoffwechselsystem

Die Gesundheit unseres so wichtigen Herz-Kreislauf- und Stoffwechselsystems wird ebenfalls durch Waldbaden gefördert. In einer amerikanischen Studie wurde herausgefunden, dass die Sterblichkeit an Herz-, Kreislauf- und Gefäßerkrankungen zunahm, wenn die Waldflächen in der direkten Nachbarschaft verringert wurden. Donovan und seine Kollegen veröffentlichten die Ergebnisse im Jahr 2013 unter dem Titel „Die Beziehung zwischen Bäumen und der menschlichen Gesundheit". Die Essenz ihrer Arbeit: Wälder sind wichtig für das menschliche Wohlsein, da sie auf uns gesundheitsfördernde Effekte haben.

Waldbaden kann das Herz entlasten

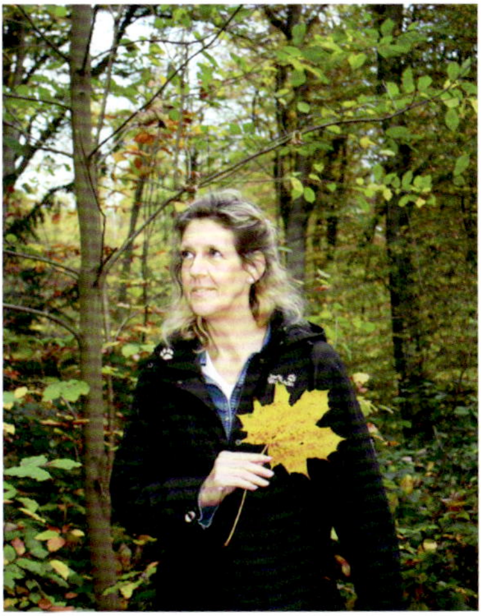

Der chinesische Forscher Mao und seine Kollegen ließen Patienten mit einer chronischen Herzschwäche über vier Tage und Nächte im Wald verbringen. Für dieses Krankheitsbild ist es typisch, dass die körpereigenen Stoffe, die eine Entzündungsreaktion des Körpers einleiten oder aufrechterhalten (wie Zytokine oder BNP), erhöht sind. Nach den Waldbädern waren diese Werte bei den chronisch Herzkranken signifikant gesunken.

Körpergewicht

Waldbaden kann bei der Verringerung des Körpergewichtes ganz natürlich helfen. Dabei spielt es sicher eine Rolle, dass ein schönes Umfeld zu Bewegung animiert. Es bereitet den meisten Menschen mehr Freude, durch einen abwechslungsreichen Wald (oder Park) zu gehen, als auf einem Gehweg in der Stadt oder auf einem Cardiogerät im Fitnessstudio. Die Motivation, sich zu einem Spaziergang oder einer Walking-Runde in einer schönen, grünen Umgebung aufzuraffen, ist höher und auch die Dauer scheint länger zu sein, als wenn man nur „um den Block" gehen kann.

Eine Forschungsgruppe konnte feststellen, dass in New York lebende Erwachsene, die in ihrer Umgebung in einen Park oder Wald gehen konnten, öfter ins Grüne gehen und gleichzeitig ihren BMI reduzierten. (Die Forschungsergebnisse sind im Detail auf 💻 https://pubmed.ncbi.nlm.nih.gov/ nachzulesen.)

Schmerzen

Einige Studien haben gezeigt, dass Menschen durch das Waldbaden ihre individuellen Schmerzschwellen erhöhen konnten. Schmerzen im Bereich des Halteapparates können ebenfalls durch die Entspannung und die leichten Bewegungen gelindert werden, indem Verspannungen gelöst werden. Sie können z. B. die Entlastung von Schultern und Nacken dadurch unterstützen, dass Sie die Schultern zunächst ein wenig zu den Ohrläppchen ziehen und diese dann ganz bewusst herabsinken lassen. Ein leichtes Schwingen der Arme beim Gehen kann ebenfalls helfen, die Verspannungen zu lösen. Ihren Nacken können Sie auch ganz bewusst entspannen, indem Sie versuchen, alle Anspannung loszulassen. Stellen Sie sich vor, dass Ihre gesamte Wirbelsäule den Kopf trägt wie ein Baumstamm seine Krone, die gen Himmel wächst.

In zwei Studien, die in Korea durchgeführt wurden, wurden ebenfalls Hinweise gefunden, dass eine fünftägige Waldbadetherapie Schmerzen sowie die Menge an

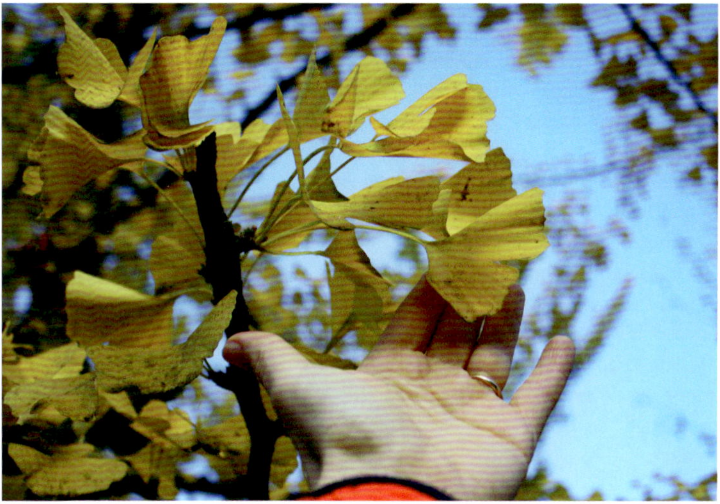

Ginkgo – Kraft aus der Natur

Triggerpunkten bei Patienten mit chronischen Nackenschmerzen verringern konnte. Es zeigte sich in den Untersuchungen von Kang (2015) und Hang (2016), dass es besonders effektiv war, wenn gleichzeitig noch Stretching- und Muskelaufbau-Übungen im Wald durchgeführt wurden. Die Patienten berichteten nicht nur von weniger Schmerzen, sondern auch von einer verbesserten psychischen Befindlichkeit.

Länger leben

Es gibt eine Reihe von wissenschaftlichen Untersuchungen, die darauf hindeuten, dass Menschen, die in der Nähe von Wäldern aufwachsen und leben, gesünder sind und eine höhere Lebenserwartung haben. Eine Berliner Studie wies nach, dass Kinder, die in der Nähe eines Waldes aufwachsen, seltener chronisch krank wurden und sich auch psychisch stabiler entwickelten. Forschungen aus den Niederlanden, Finnland und England kamen darüber hinaus zu dem Ergebnis, dass ein täglicher Waldbesuch die stärkste Auswirkung auf ein gesundes und langes Leben habe.

Krebserkrankungen

Es fehlen leider noch ausreichende Studien, inwieweit Waldbaden Krebspatienten helfen kann. Eine Pilotstudie gab erste Hoffnungen, dass Krebspatienten eine Immunstimulation durch das Waldbad erleben können.

Einig sind sich Forscher*innen, dass sich die körperliche Bewegung, Achtsamkeitsübungen und die Entspannung an frischer Luft positiv in der Nachsorge bewährt hat. Man empfiehlt Waldbesuche, wenn sich die Patienten in der Natur grundsätzlich wohlfühlen, als „Copingstrategie", also Bewältigungsstrategie. Das schwedische Forscherteam Ahmadi und Ahmadi fand durch die Befragung von 2.500 Patienten heraus, dass viele von ihnen den Wald als tröstend, „nährend" und hoffnungsstiftend empfinden.

Eine japanische Studie der Forscher*innen um Li fanden heraus, dass die Sterberate bei Prostata-, Brustkrebs-, Lungen- und Gebärmutterhalskrebs abnahm, wenn mehr als 60 % des Wohnumfeldes der Betroffenen von Wald bewachsen waren.

Depressionen lindern

Dr. Qing Li, Professor an der Nippon Medical School in Tokio, konnte nachweisen, dass beim Aufenthalt im Wald vermehrt das Hormon DHEA im Körper vorhanden ist. Dieses Hormon hat verschiedenartige Wirkungsweisen. Unter anderem vermuten einige Forscher*innen, dass die Substanz gegen Depressionen, gegen das Müdigkeitssyndrom, gegen Fettleibigkeit und auch gegen Alterserscheinungen sowie bei Autoimmunerkrankungen helfen könnte.

Besser schlummern

Wenn Schäfchen zählen nicht mehr wirkt und wir uns müde, aber schlaflos von links nach rechts wälzen, dann fühlen wir uns nicht nur sehr unwohl, wir setzen uns gleichzeitig einem höheren Risiko aus, an Diabetes zu erkranken oder einen Schlaganfall zu erleiden. Wenn wir, wie empfohlen, hingegen acht Stunden erholsamen Schlaf genießen können, dann tun wir gleichzeitig auch etwas für unsere Gesunderhaltung und unser Wohlbefinden. Schlafstörungen haben übrigens auch häufig Stress als Ursache. In Studien, die zum Beispiel Dr. Quing Li vornahm, konnte bewiesen werden, dass Proband*innen, die vor- sowie nachmittags je zwei Stunden waldbadeten, mehr und besser schliefen. Die Versuchsteilnehmer legten jeweils 2,5 Kilometer zurück – also nicht mehr, als sie auch an einem normalen

Arbeitstag zu Fuß zu bewältigt hätten. Die Schlafdauer der Proband*innen erhöhte sich um durchschnittlich 45 Minuten pro Nacht und alle gaben an, dass sich auch die Schlafqualität verbessert hatte. Auch das Forscherteam um Morita bestätigte durch eine Untersuchung, dass Proband*innen, die ein nachmittägliches Shinrin-Yoku praktizierten, deutlich mehr, tiefer, ruhiger und besser schliefen (💻 https://pubmed.ncbi.nlm.nih.gov).

Regeneration

Eine amerikanische Studie unter Leitung von Professor Roger Ulrich aus dem Jahr 1982 zeigte, dass Patienten sich nach chirurgischen Eingriffen schneller regenerierten, wenn sie durch ihr Krankenhausfenster auf Bäume schauten. Sie mussten weniger Schmerzmittel einnehmen als Patienten, die aus ihrem Fenster auf eine Gebäudewand schauten, und konnten auch viel früher aus dem Krankenhaus entlassen werden.

Konzentration

Unser heutiges Leben verlangt uns sehr viel zielgerichtete Aufmerksamkeit ab: Computerarbeit, Autofahren, Verkehrsschilder, Reklameschilder, das vibrierende Handy. Die Natur verlangt uns keine zielgerichtete Aufmerksamkeit ab. Die „ungerichtete" Aufmerksamkeit kommt beim Betrachten von Birke, Eiche, Buche und Co. wie von selbst. Der Kopf wird anstrengungslos von den Sinneseindrücken des Waldes eingenommen. Unsere mentalen Ressourcen können so einfach einmal im Leerlauf kräftig durchatmen.

Der Wald lädt zum Träumen ein

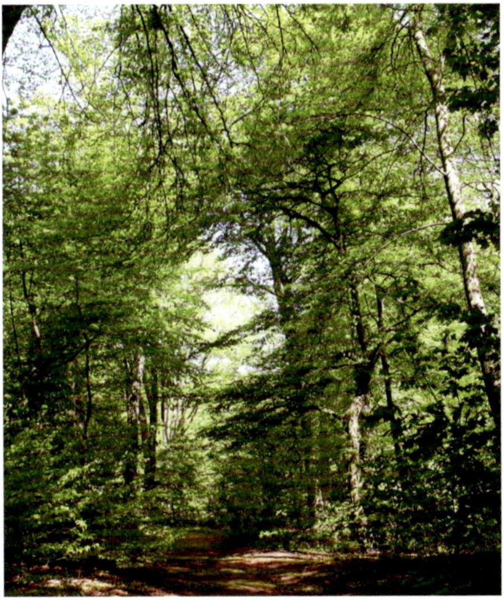

Forscher*innen (wie Rachel und Stephen Kaplan) gehen davon aus, dass wir Menschen nur über eine beschränkte Kapazität verfügen, um uns auf eine zielgerichtete Tätigkeit zu konzentrieren. Wer sich zu lange (über-)fordert, der fühlt sich psychisch erschöpft und ausgelaugt. Begeben wir uns dann in die Natur, am besten eine Landschaft, die uns fasziniert, dann können wir „unfokussiert" aufmerksam sein und uns bestens erholen. Das liegt zum einen daran, dass uns die Natur gefällt und deshalb unsere Aufmerksamkeit automatisch darauf fällt. Wir müssen uns nicht zu irgendetwas zwingen. Daneben spielt bei der Entspannung auch eine Rolle, dass wir uns emotional mit der Natur verbunden fühlen.

Die Kaplansche Theorie geht von vier Stadien der Erholung aus. Erstens: Den Kopf freibekommen, aus dem Gedankenkarussell aussteigen. Zweitens: Wir können neue, unfokussierte, freie Aufmerksamkeit aufladen. Erst nach diesen beiden Stadien, die zu einem ruhigen inneren Zustand führen, hat man wieder die Möglichkeit, seine eigenen Gefühle und Gedanken wahrzunehmen (drittes Stadium). Darauf aufbauend kann in dem vierten Stadium eine tiefe Entspannungsphase eintreten, in der wir über das eigene Leben, unsere Prioritätensetzung, unsere Wünsche und Ziele reflektieren können.

Die Kaplans haben übrigens auch erforscht, dass sich Büroangestellte viel glücklicher fühlen und gesünder waren, wenn sie von ihrem Arbeitsplatz aus einen Blick in die Natur hatten.

Übung: Nasenstift

Neben den oben aufgeführten Gebieten berichten einige Waldbadeprofis auch davon, dass sich ihre Sehfähigkeit verbessert habe. Dies mag daran liegen, dass die ständige Nahsicht durch den Blick auf Bildschirme aller Art eine einseitige Belastung für unsere Augen darstellt. Wer seinen Augen etwas Gutes tun möchte, der lasse den Blick auch immer wieder in die Ferne schweifen. Eine bewährte Übung ist der „Nasenstift".

Hierbei nehmen Sie, sofern vorhanden, Ihre Brille ab und stellen sich vor, Sie hätten einen Bleistift auf der Nasenspitze. Nun ummalen Sie mit diesem imaginären Bleistift möglichst genau alle Stämme, Äste, Laubhaufen, die Sie in Ihrem Blickfeld finden. Versuchen Sie, diese Übung rund 10 Minuten durchzuhalten und ein bis dreimal wöchentlich durchzuführen.

Waldapotheke

„Der Wald ist meine Apotheke", behaupten manche Waldfans. Und recht haben sie damit, wenn man alle zuvor genannten positiven Auswirkungen zusammennimmt: Mit etwas Glück kann man die Einnahme von blutdrucksenkenden Mitteln reduzieren, braucht keine Schlaftabletten und Diätpräparate zu kaufen. Den Wald gibt es gratis. Auch den frischen Teint übrigens. Statt mit teurer Antifaltencreme sorgt die Waldluft durch ihre Feuchtigkeit und klare Luft für bessere Durchblutung und strahlendes Aussehen. Und natürlich wirkt derjenige, der entspannt, entschleunigt und geerdet ist, auch viel frischer als jemand, der ausgelaugt und eher körperlich passiv den ganzen Tag im Büro, in der Küche oder dem Wohnzimmer verbracht hat, und ständigem Leistungsdruck ausgesetzt ist.

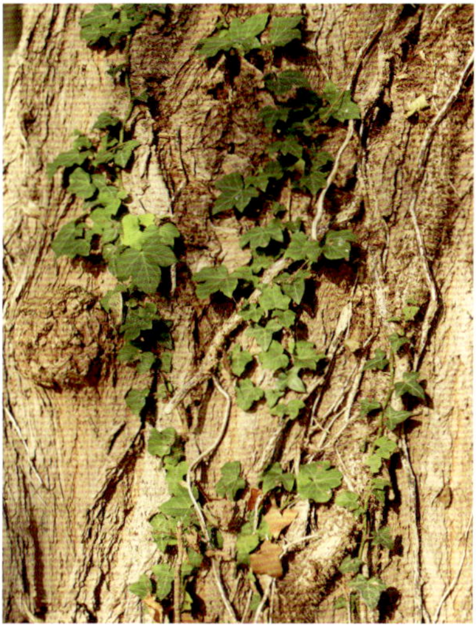

Efeu – altbewährtes Mittel zur Behandlung von Atemwegserkrankungen

Mehr Lernleistung, weniger Stress

Die in Schlamm und (Wald-)Gewässern vorkommende Bodenmikrobe „Mycobacterium vaccae" soll dafür sorgen können, dass unsere Lern- und Gedächtnisleistung zumindest vorübergehend erhöht ist. In Experimenten haben dies zwei amerikanische Forscherinnen an Mäusen nachgewiesen. Menschen, die viel Zeit im Wald und im Garten verbringen, kommen mit diesen wirkungsvollen Mikroorganismen automatisch in Berührung – indem sie sie zum Beispiel einatmen. Die Empfehlung der Forscherinnen Susan Jenks und Dorothy Matthews vom The Sage College in Troy: Schüler sollten vermehrt draußen unterrichtet werden.

Dass diese Bodenmikrobe noch mehr kann, hat ein Forscherteam um Matthew Frank (University of Colorado at Boulder) herausgefunden. Das Team erforschte, dass Mäuse nach Gabe eines Medikaments aus abgetöteten Bakterien dieser Art viel resistenter gegen Stress waren. Weitere Forschungsarbeiten sollen nun zeigen, inwieweit diese Wirkung auf Menschen übertragbar ist. Bis hier entsprechende Medikamente verfügbar sind, sollte man vielleicht einfach mit dem vorliebnehmen, was früher Waldluftbaden genannt wurde: Aufenthalte in Wäldern, in denen sich jede Menge natürliche Vorkommen von diesen „kleinen guten Helfern" befinden. Gut erschnuppern können wir Menschen diese Mikrobe nämlich bereits jetzt schon. Der Geruch wird als Geosmin bezeichnet und ähnelt dem erdigen, leicht muffigen Aroma, dass Karotten und Rote Bete verströmen. Auch manche Weine oder Käsesorten haben diesen Duft in sich. War es lange Zeit trocken und beginnt dann zu regnen, wird auch ein besonderer Geruch freigesetzt, der als Petrichor bezeichnet wird. Auch in diesem ist Geosmin, auf das unsere Nase hochsensibel reagiert, nachweisbar.

Allergie und Asthma

Personen, die an Asthma, chronischer Bronchitis oder an COPD (chronisch obstruktive Lungenerkrankung) leiden, brauchen saubere Luft besonders dringend, damit sich ihre Krankheit nicht weiter verschlimmert. Diese Luft ist heute fast nur noch in Wäldern zu finden. Angela Schuh und Gisela Immich führen in ihrem Buch „Waldtherapie" eine Untersuchung von Jia Bing Bing und Kolleg*innen aus dem Jahr 2016 an, bei der sich zeigte, dass Patienten mit COPD vom Waldbesuch profitierten.

Die Wissenschaftler*innen stellten ein Absinken der Entzündungsparameter fest und erklärten dies mit dem Fehlen von Luftschadstoffen in der Waldluft. Dieses Fehlen von Entzündungsreizen wirkte sich auch bei koreanischen Schulkindern, die an Asthma oder Neurodermitis litten, positiv aus. Zu einem ähnlichen Ergebnis kam man auf der Insel Usedom: Bei COPD-Patienten, die fünfmal an einer Waldtherapiesitzung teilnahmen, konnte eine deutlich verbesserte Lungenfunktion festgestellt werden (💻 www.heilwald-heringsdorf.de).

Der Allergologe Djukanovic vom General Hospital im britischen Southampton hat begonnen, Asthma- und Allergiepatienten die oben bereits näher beschriebenen Vaccabakterien zu verabreichen. Diese Mikrobe, die sich in Wald und Flur eigentlich durch Faulschlamm frisst, hat bei den ersten 12 Proband*innen neben unschönen eitrigen Wunden rund um die Einstichstelle den schönen Nebeneffekt, dass die Luftnot der Patienten um rund ein Drittel abnahm. Auch das „British

Medical Journal" sieht in „Impfungen mit Erdkeimen oder Darmbazillen [...] den Schlüssel, um den Anstieg der Allergien umzukehren". Zu erforschen sei nur noch, „welcher Dreck der richtige ist" (Der Spiegel, 19/2001).

Zusammenfassend kann man sagen, dass Kinder, die auf dem Land und in einer mikrobenreichen Umgebung groß werden, seltener an Allergien erkranken als Stadtkinder. Ein finnisches Forscherteam um Ilkka Hanski konnte 2012 nachweisen, dass eine sterile Lebensumgebung eher zu chronischen Erkrankungen führt. Städter haben eine weniger vielfältige Darmbesiedelung an Mikroben als „Landeier". Da der Darm ein wichtiger Teil des menschlichen Immunsystems ist, könnte der Kontakt mit Mikroben während des Waldbades helfen, unser Immunsystem zu harmonisieren.

Schon seit Jahrzehnten siedelte man Sanatorien für Lungenkranke in Wäldern an. Bereits im Jahr 1956 stellten die russischen Forscher Kraack und Tokin die These auf, dass in der (Nadel-)Waldluft keine Keime vorhanden sind, da die Terpene eine reinigende Wirkung ausüben.

ADHS

Vermutungen, dass die Zunahme von ADHS (Aufmerksamkeits- und Hyperaktivitätssyndrom) bei Kindern heutzutage mit zu wenig Draußensein und zu wenig Bewegung und dem Zuviel an elektronischen Spielgeräten zusammenhängt, gibt es schon länger.

Studien belegen tatsächlich, dass sich das Verhalten von Kindern deutlich normalisiert, wenn sie einfach 20 Minuten durch einen Park spaziert sind. Die Wirkung ist dabei so stark wie bei Einnahme eines Medikaments. Der Effekt trat nicht ein, wenn der Spaziergang in Wohnstraßen oder in der Stadt unternommen wurde (Untersuchung aus dem Jahr 2004 von Kuo und Faber-Taylor, 💻 www.ncbi.nlm.nih.gov).

Weitere schöne „Nebeneffekte" des Waldbadens

Wenn wir uns an der Luft und im Tageslicht bewegen, profitiert unser gesamter Organismus. Jeder kennt wohl das Gefühl von erfrischter, rosiger Haut nach einem ausgedehnten Waldspaziergang. Die Haut ist mit Sauerstoff versorgt und sieht jünger und frischer aus. Aber auch die Wirkung des Tageslichtes ist nicht zu unterschätzen. Es reguliert unseren Tag-/Nachtrhythmus und hilft uns, dass wir uns bei Tag richtig wach fühlen.

Nach Schätzungen der Deutschen Gesellschaft für Ernährung leiden rund 30 % der Deutschen unter Vitamin-D-Mangel. Ist der Mangel chronisch, dann kann das nicht nur die Psyche, sondern auch unseren Hormonhaushalt und unser Immunsystem negativ beeinflussen. Unser Körper kann dieses in den lichtintensiven Monaten März bis September produzieren, wenn wir uns 10 bis 25 Minuten in der Mittagssonne aufhalten. Allerdings sollte ein Sonnenbrand wegen der Hautkrebsgefahr absolut vermieden werden.

Die Kunst des Waldbadens besteht darin, sich mit allen Sinnen mit der Natur zu verbinden. „Wir brauchen nur die Einladung anzunehmen, den Rest erledigt Mutter Natur", formuliert es der Waldtherapieforscher Dr. Qing Li so treffend. Schalten wir also alle unsere Sinne ein, aktivieren wir Nase, Ohren, Fingerspitzen, Augen und auch den Geschmackssinn. Und hier liegt wohl der entscheidende Unterschied zwischen „Ich gehe einfach mal so im Wald spazieren" und dem Waldbad an sich. Denn wer sich mithilfe spezieller Übungen mit allen Sinnen hingibt, der verbindet sich mit der Atmosphäre des Waldes auf viel tieferer Ebene. „Mancher geht durch den Wald und sieht dort nichts als Brennholz", bemängelte schon Leo Tolstoi. Also alle Sinne aufgemerkt, es gibt so viel mehr zu sehen, als wir auf den ersten Blick glauben, so viel mehr zu erschnuppern, zu erschmecken und zu ertasten …

Fazit

„Nutzen Sie den Wald so viel wie möglich", rät auch Professorin Angela Schuh vom Lehrstuhl für Public Health und Versorgungsforschung an der Ludwig-Maximilians-Universität München. „Ein regelmäßiger Besuch im Wald bringt echte gesundheitliche Vorteile und auch langfristige Effekte. Man kann also wirklich jedem, der einen Wald in der Nähe hat, nur raten, nutzen Sie den Wald so viel wie möglich und halten Sie sich darin auf, es bringt wirklich was!"

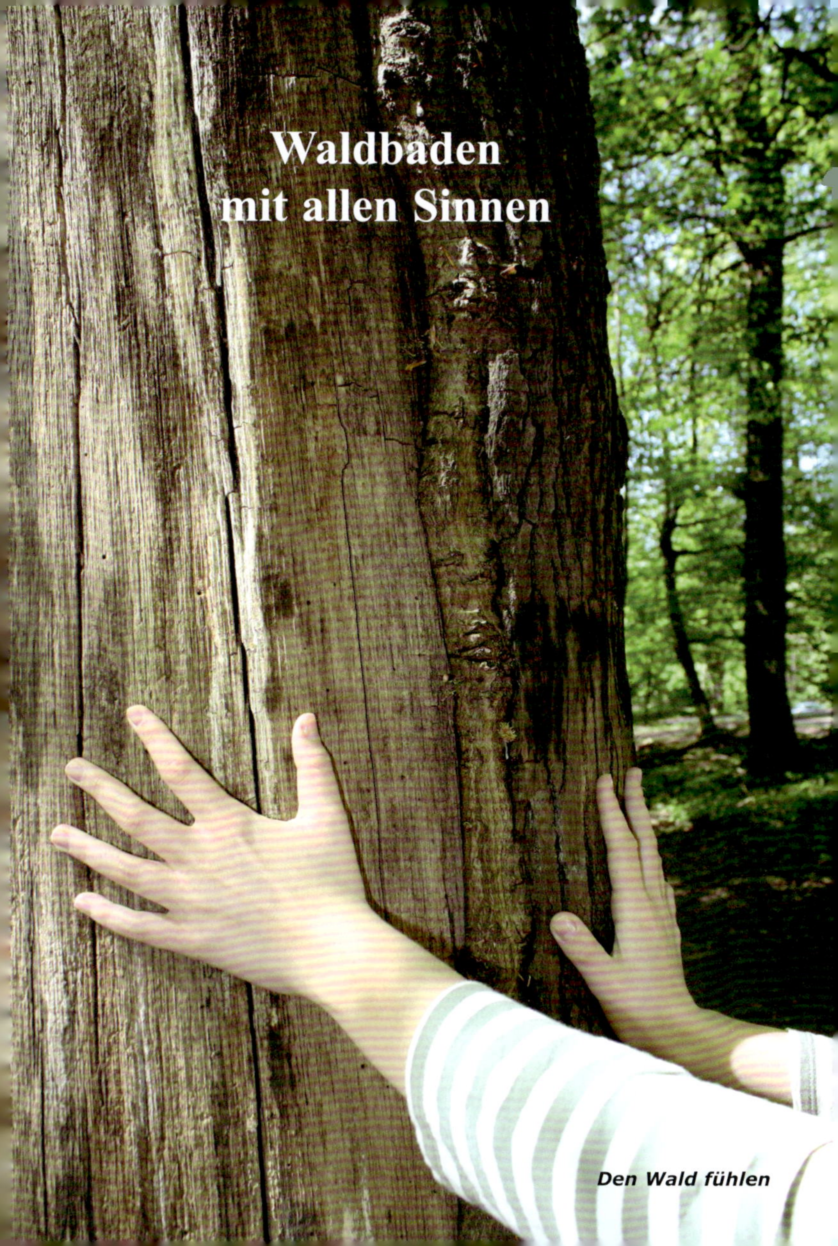
Waldbaden
mit allen Sinnen
Den Wald fühlen

Sehen – den Augen Gutes tun

Die meisten Menschen würden ihren Sehsinn wohl als ihren wichtigsten Sinn beschreiben. Kein Wunder, liefert uns das Sehen doch bis zu 80 Prozent der Informationen über unsere Umwelt. Wir sind visuelle Wesen. Unsere Augen weiden sich an dem Farbspiel der Blätter und dem Glitzern von Tautropfen. Die Leistungen, die unser Augenpaar dabei vollbringt, sind erstaunlich. Wir können unglaublich kleine Dinge wie ein Haar auf unserem Unterarm, die Beinchen einer Ameise oder eine schwebende Staubfluse genauso erkennen wie einen Stern am Firmament. Das Auge kann außerdem bis zu zehn Millionen Farbtöne unterscheiden.

Leider blicken wir heute die meiste Zeit des Tages auf Bildschirme – sei es beim Aufwachen, beim Bahnfahren oder beim abendlichen Entspannen auf dem Sofa. Dabei wirkt es so beglückend und entspannend, dem Flatterspiel der Blätter im Herbstwind zuzuschauen oder die Sonnenstrahlen zu betrachten, die von oben durch ein Blätterdach fallen.

Künstliches Licht

Unsere Augen sind mit einer echten Herausforderung konfrontiert, wenn sie stundenlang künstlichem Licht ausgesetzt sind. Dieses blaue Licht, das u. a. Bildschirme ausstrahlen, hilft uns, wach zu sein, bringt aber unsere innere Uhr aus dem Takt. Unsere Augen erleiden ein Zuviel – sie sind einfach nicht dafür gemacht, dauerhaft auf einen Bildschirm zu starren. Das Wohlbefinden der Augen lässt sich erhöhen, wenn wir grüne Landschaften betrachten, in denen der Blick auch mal in die Ferne schweifen kann. Wir sind evolutionär an die Farbe Grün gewöhnt. Deshalb beruhigt und entspannt sich auch der Sehapparat, wenn wir uns im Wald aufhalten. Denn wo Grün zu finden war, da gab es Nahrung, und dieses archaische Gefühl löst noch immer Wohlbefinden und Entspannung in uns aus. Der Psychiater Professor Tom Bschor betont, dass unsere Augen nicht dafür geschaffen sind, die meiste Zeit des Tages im künstlichen Licht zu verbringen. Das Licht in der Natur mache uns zudem wach, so der Berliner Arzt (my life 14/2020).

Wer noch etwas für die Entspannung seiner Augen tun möchte, der kann im Wald genauso wie beim Blick aus dem Bürofenster jederzeit die Übung „Nasenstift" (☞ Seite 36) oder „Palmieren" (☞ Seite 49) machen.

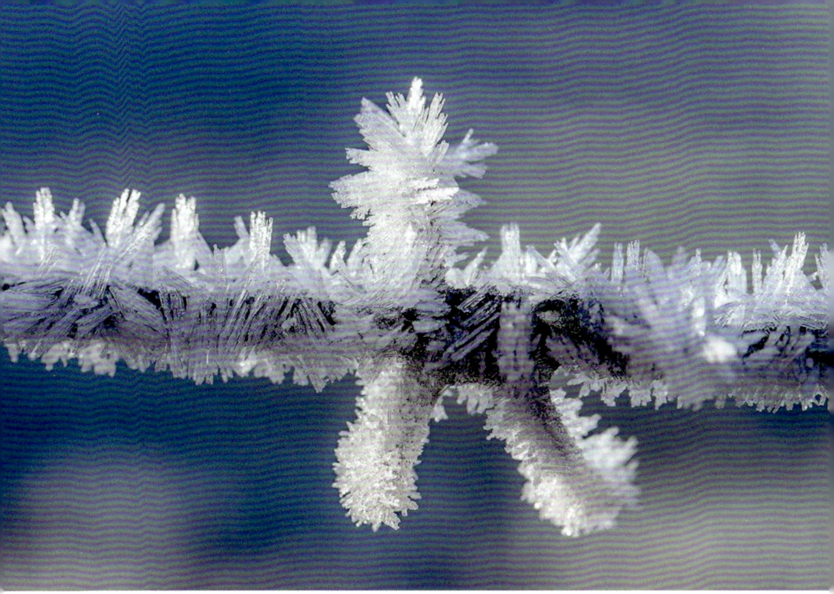

Fraktale Eiskristalle (c) Myriams-Fotos, Pixabay

Fantastisch fraktal

Ebenfalls äußerst entspannend wirkt das Betrachten von natürlichen Mustern, wie man sie in den Rillen der Baumrinden, in Eiskristallen, in der Anordnung der Blätter eines Farns oder in den Verästelungen von Bäumen finden kann. Der französisch-amerikanische Mathematiker Benoît Mandelbrot prägte in den 80er-Jahren den Begriff des Fraktalen. Fraktal wird vom lateinischen Wort „fractus" abgeleitet, was mit „in Teile gebrochen" übersetzt werden kann. Gemeint ist damit ein Muster, das über eine „Selbstähnlichkeit" verfügt. Man kann auch sagen, dass fraktale Objekte solche Objekte sind, bei denen das Gesamtbild seinen Einzelteilen ähnelt. Die Formen der Objekte wiederholen sich im Großen wie im Kleinen. Ein gutes Beispiel hierfür sind ein Romanesco, ein Kieferzapfen, die menschlichen Lungenbläschen oder die Blutgefäße.

Betrachten Sie mit dem Wissen um den Begriff des Fraktals einmal einen Baum. Der Stamm wächst empor und teilt sich in fünf Hauptäste. Diese fünf Äste teilen sich erneut in Zweige …

Mandelbrot vertrat, wie auch andere Forscher, die Auffassung, dass Fraktale vom menschlichen Auge viel leichter zu erfassen sind als künstliche Muster.

Richard Tayler, ebenfalls ein amerikanischer Forscher, untersuchte, wie das menschliche Sehen auf Fraktale reagiert. Er fand heraus, dass unser Auge geradezu darauf programmiert ist, Fraktale, wie das Auge sie aus der Natur kennt, zu entdecken. Da der menschliche Ursprung in einer natürlichen Umgebung liegt, sind wir an diese Strukturen gewöhnt und können diese visuellen Informationen mühelos verarbeiten. Und das heißt für uns: Entspannung pur! Das Betrachten und Analysieren von natürlichen Fraktalen fällt uns leicht, weil wir darin Übung haben.

Übung: Fraktale studieren

Wer sich ein bisschen Zeit nimmt und sich fraktale Objekte wie einen Eiskristall, einen verästelten Baum oder das Kräuseln einer Wasseroberfläche ganz genau anschaut, der wird vielleicht angesichts dieser Muster Freude oder sogar eine gewisse Ehrfurcht empfinden oder ins Staunen geraten. Selbst wenn man ein einfaches Baumblatt zwischen die Finger nimmt und es gegen das Licht hält, bilden die Adern eine schöne, regelmäßige Struktur. Oder Sie schauen auf die Details in der Rinde eines Baumstammes – gibt es ein Muster, das sich wiederholt, Formen, die Ihnen besonders gefallen? Manche mögen sich fragen, ob allen Dingen in der Natur eine solch schöne Ordnung zugrunde liegt. Andere gehen vielleicht spielerischer an die Sache heran und sehen ein „Gesicht" in der Rinde oder entdecken in all der Regelmäßigkeit der Muster kleine Unregelmäßigkeiten. Betrachten Sie spielerisch Ihren Forschungsgegenstand mit den Augen eines Kindes, eines Forschers, einer Mathematikerin oder eines „Außerirdischen" – so, als sähen Sie die Rinde, die Verästelung oder das Blatt zum allerersten Mal.

Buchenblatt mit Adern

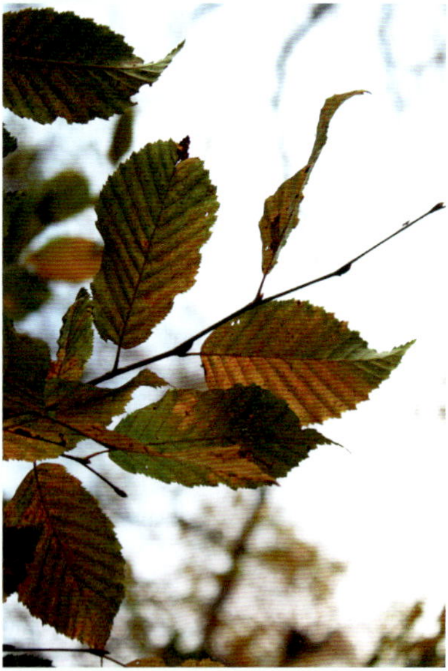

Die Farbe Grün

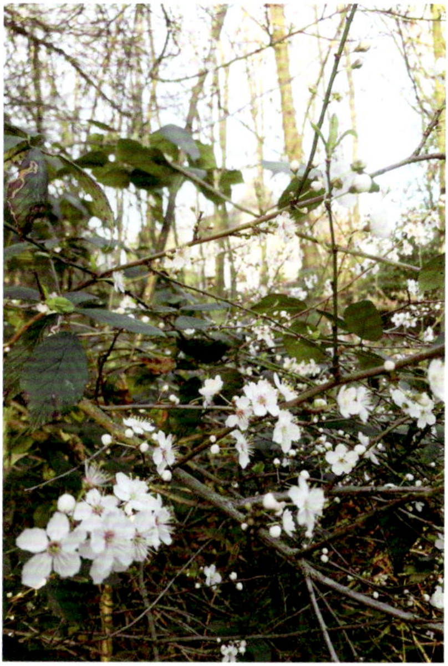

Frühling im Wald

Grün ist die Farbe der Hoffnung, heißt es so schön. Denn Grün ist die Farbe des Lebens, der wachsenden Pflanzen und des beginnenden Frühlings. Damit symbolisiert sie die Erneuerung, Fruchtbarkeit und das Wachstum sowie den Triumph des Lebens über den kalten, lebensfeindlichen Winter. So ist diese Farbe in manchen Kulturen nicht nur Symbol für die Hoffnung, sondern auch für die Unsterblichkeit. Grün steht für die starke Kraft der Natur und für deren Vielfalt: Die Palette reicht dabei von Apfelgrün über Maigrün, Minzgrün, Tannengrün, Birkengrün, Waldgrün, Giftgrün, Lindgrün und Grasgrün bis zu Moosgrün. Die meisten Assoziationen sind dabei überaus positiv, manche verbinden mit Grün aber auch Galle, Neid oder Unreife („Er ist noch grün hinter den Ohren").

Außerdem denken viele Menschen bei dieser frischen Farbe an Entspannung, Ausgleich, Frieden, Harmonie mit der Natur und Kreativität. Einige Marken nutzen die positiven Assoziationen, die wir mit der Farbe Grün haben, ganz bewusst in ihrem Logo, zum Beispiel der Kaffeekonzern Starbucks, Greenpeace oder einige Versicherungskonzerne.

In einer Studie der Hochschule für angewandte Wissenschaft und Kunst (HAWK) mit rund 300 Proband*innen zeigte sich zudem, dass die Farbe Grün in Büroräumen die Kreativität steigern kann (Quelle: Wirtschaftswoche, 7.4.2016). Es macht auch durchaus Sinn, das Büro mit Grünpflanzen zu bestücken (☞ Seite 102: Den Wald ins Haus holen).

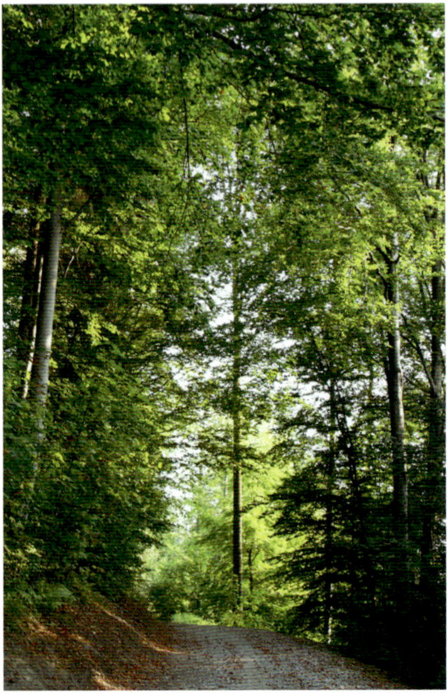

Grün ist die Farbe des Lebens

Grün wirkt beruhigend, ohne zu ermüden. Außerdem schreibt man der Farbe Grün das Vermögen zu, Ausdauerfähigkeit, Hilfsbereitschaft, Zufriedenheit, Lust auf Neues, auf Entdeckungen und Toleranz gegenüber anderen zu steigern. Der Anblick von Grün schenkt unserem Augenpaar Ruhe, da der Blick ins Grüne frei von Anstrengung ist. Das ist auch der Grund, warum z. B. Schultafeln in Grün gehalten sind.

Bereits Hildegard von Bingen hatte der Farbe Grün positive Heilwirkung für Körper und Seele zugeschrieben. Sie bildete auch den Begriff der „Grünkraft". Sie sprach von „viriditas" (aus dem Lateinischen von „viridis" = grün) als Grundkraft, die der gesamten Natur innewohnt. Durch monotone Tätigkeit, so Hildegards Annahme, kann sie geschwächt werden. Heilung verspricht u. a. der Aufenthalt in der Natur. Archaisches Wissen sagt uns, dass unser Überleben gesichert ist, wenn frisches Grün sprießt. Wo Grün ist, sind auch Nahrung und Wasser nicht fern – wir können uns entspannen.

Grün ist in der allgemeinen Vorstellung zudem die Farbe des Paradieses. Grün findet sich auch in den Nationalfahnen der meisten Wüstenstaaten, schließlich wird das Leben dort durch grüne Oasen gesichert. Außerdem ist Grün die Farbe des Propheten Mohammed. Hierzulande besteht bereits seit Jahrhunderten die Tradition, im Winter einen immergrünen Weihnachtsbaum als Symbol der Hoffnung in das Wohnzimmer zu stellen.

Übung: Waldmandala

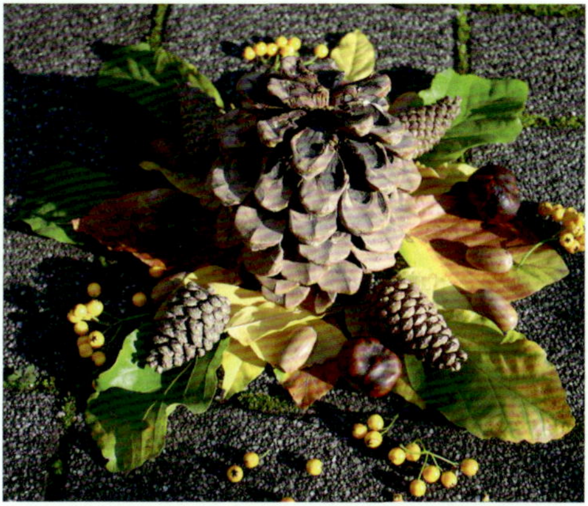

Mandala aus Waldfunden

Gerade Kinder, aber auch viele empathische, offene Erwachsene haben Lust, eine Eichel, einen Zapfen oder besonders schön gefärbte Blätter oder Steine vom Waldboden aufzuheben. Wer aus ihnen ein Waldmandala legt, gibt seinem Tast- und seinem Sehsinn gleichzeitig entspannendes „Futter". Neue Sinneserfahrungen erweitern den Horizont und spielerisches, absichtsloses Ausprobieren hilft, aus eingefahrenen Denkstrukturen auszubrechen.

Vielleicht finden sich helle Steine, die einen Kreis bilden können, im Inneren eine rote Holunderbeere, die Sie am Wegesrand gepflückt haben, drumherum ein „Stachelzaun" aus Birkenblättern ... Der Fantasie sind keine Grenzen gesetzt.

Übung: Der Zoom

Suchen Sie sich ein schönes Plätzchen im Wald. Schauen Sie zunächst auf den Waldboden, dann heben Sie Ihren Blick langsam. Nun spähen Sie in die Ferne und fixieren das am weitesten entfernte Detail, das Sie gerade noch ausmachen können. Vielleicht ist es ein Zweig oder ein Ast, eine Gabelung oder ein Felsbrocken. Erforschen Sie das Detail mit Ihren Augen. Was genau sehen Sie? Welche Struktur, welche Farbe und welche Form hat der auserkorene Gegenstand? Ist er makellos oder fehlt ein kleines Stückchen am Blatt, hat der Zweig ein abgeknicktes Ende? Ist die Struktur des Steines gleichmäßig oder uneben?

Diese Betrachtung sollten Sie so lange wie möglich durchhalten, geben Sie nicht zu schnell auf. Vielleicht reichen Ihnen zehn Minuten, vielleicht fünfzehn, um sich ein genaues Bild von diesem weit entfernten, „herangezoomten" Gegenstand zu machen. Lassen Sie nun abschließend Ihren Blick nach unten gleiten, bis Sie wieder auf den Waldboden schauen. Welche Details gibt es hier wohl zu entdecken?

Übung: Gähnen, gähnen, gähnen!

Gähnen ist ein wahres Wundermittel gegen Verspannungen im Kiefer- und Nackenbereich, denn das Gähnen lockert den Kaumuskel sowie die Augenmuskeln und öffnet das Kiefergelenk. Fast automatisch vertieft sich auch die Atmung und sorgt so für eine bessere Sauerstoffversorgung des gesamten Körpers. Außerdem werden die Augen angeregt, erfrischende Tränenflüssigkeit zu produzieren. Viele „Schreibtischtäter" leiden unter zu trockenen Augen und werden dies schon als kleine Wohltat empfinden.

Stellen Sie sich aufrecht in den Wald oder suchen Sie sich einen bequemen Sitzplatz. Gähnen Sie einfach drauflos. Sperren Sie den Kiefer weit auf, warten Sie einen Moment und provozieren Sie so einen kleinen „Gähnanfall". Wiederholen Sie das Gähnen bis zu zehnmal. Schließen Sie mal die Augen, mal öffnen Sie diese dabei weit und schauen in die Baumkronen. Spielen Sie mit dem Kiefer, indem Sie ihn während des Gähnens leicht nach links und rechts schieben. Legen Sie auch gerne einmal den Kopf in den Nacken und schieben Sie die Lippen abwechselnd ein wenig vor und zurück.

Sie dürfen auch lautstark durch den Wald gähnen. Spüren Sie dabei nach, wie sich die Stimme in Ihrem Oberköper leicht vibrierend ausbreitet und für einen zusätzlichen kleinen Entspannungskick sorgt.

Übung: Spieglein, Spieglein in der Baumkrone

Diese Übung funktioniert am besten zu zweit und mit einem Taschenspiegel im Gepäck. Halten Sie den Spiegel zunächst an die Nase, mit der Spiegelfläche nach oben. Während Sie in den Spiegel schauen, führt Ihr*e Partner*in Sie ein Stück den Waldweg entlang. Aus dieser ungewöhnlichen Perspektive heraus sehen Sie die Baumwipfel und den Himmel, aber nicht den Boden, auf dem Sie laufen. Wie fühlt sich das an? Auf dem Rückweg halten Sie sich den Spiegel mit der Spiegelfläche nach unten an die Stirn und sehen nach oben. Was kommt Ihnen nun in den Sinn? Sie sind alleine unterwegs oder haben keinen Spiegel zur Hand? Dann lehnen Sie sich einfach mal mit dem Rücken an einen Baumstamm und blicken nach oben. Anschließend legen Sie sich bäuchlings auf einen umgestürzten Stamm oder auf den Waldboden und erkunden, was unter Ihnen liegt.

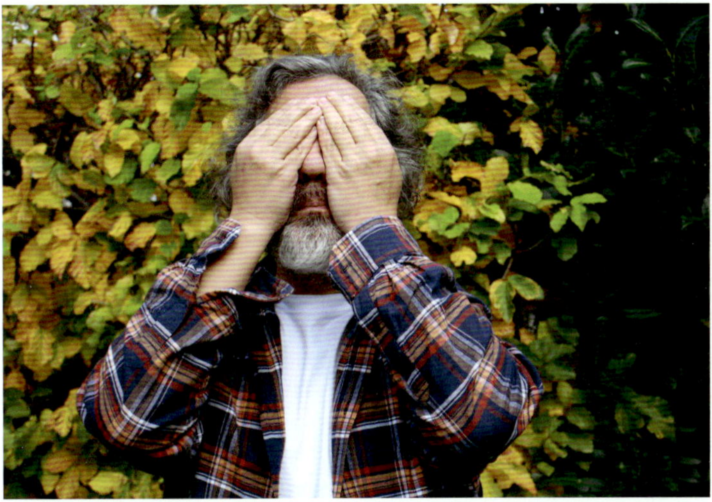

Augenübung: Palmieren

Übung: Palmieren

Seinen Blick einfach durch den Wald schweifen zu lassen, abwechselnd ein nahes Gebüsch und einen weit entfernt schwingenden Ast zu betrachten, ist genau das, was Augen brauchen und mögen: Weitsicht, Nahsicht, Abwechselung, Bewegung, frische, feuchte Luft und beruhigendes Grün. Eine sehr gute Möglichkeit, diese positiven Effekte zu verstärken, ist die Palmieren-Übung.

Hierzu stellen Sie sich entspannt in den Wald, lassen die Schultern nach hinten und nach unten sinken und führen Ihre Hände Richtung Augen. Das englische Wort „palm" steht für die Handinnenfläche. Wer seinen Augen eine Wohltat und Ruhepause schenken möchte, der kann einfach seine leicht gewölbten Handinnenflächen über seine Augen legen. So, als ob passgenau kleine Schalen die Augen abdecken würden, um das gesamte Licht von außen abzuschirmen.

Achten Sie dabei darauf, dass die Augäpfel frei bleiben und nicht berührt werden. Spüren Sie, wie aus Ihren Händen eine wohltuende Wärme in Richtung Ihrer Augen strömt. Wenn Sie nun die Augenlider schließen, lassen Sie den Augenmuskel bewusst los, indem Sie sich vorstellen, dass die Augen nicht (mehr) aus den Augenhöhlen „hervorgedrückt" werden, sondern sanft in diese zurücksinken dürfen wie in ein warmes Wasserbett. Atmen Sie ruhig und tief ein und aus und genießen Sie, dass Ihre Augen frei von jeglichen Einflüssen und Aufgaben sind, und spüren Sie, wie nach und nach die Spannung gelöst wird und die Augen warm, weich und entspannt werden. Halten Sie das Palmieren fünf bis zehn Minuten durch. Sollten Sie Schwierigkeiten haben, die Arme so lange hochzuhalten, können Sie diese auch auf einen Ast abstützen. Zum Ende der Übung lösen Sie ganz langsam und vorsichtig die beiden Hände von den Augen, lassen Sie zunächst die Lider noch geschlossen. Blinzeln Sie behutsam mit den Augen und genießen Sie dann die frische Sehkraft, das „leichte" Gefühl in den Augen. Lockern Sie Ihre Arme aus, indem Sie diese sanft neben Ihrem Körper hin- und herschwingen lassen, und gähnen Sie ein paar Mal kräftig nacheinander, um die Augen mit frischer Tränenflüssigkeit zu benetzen. Viele Menschen nutzen das Palmieren, um ihre Sehkraft auf natürliche Art und Weise zu verbessern. Bereits ein paar Minuten täglich helfen den Augen, sich zu entspannen. Generell gilt, je länger und je öfter Sie palmieren, desto besser sind die Ergebnisse.

Dass dies kein Hokuspokus ist, sondern den Augen wirklich helfen kann, fand bereits der amerikanische Augenarzt Dr. William Bates (1860-1931) heraus. Er stellte fest, dass sich die Augenmuskeln durch Stress und Anspannung genauso verkrampfen wie z. B. die Schultermuskulatur. Dadurch verformen sich Hornhaut und Augapfel.

Weitere Infos und spezielle Kursangebote wie z. B. Seh-Spaziergänge finden Sie u. a. unter 💻 www.wiedergutsehen.de.

Die Blütenuhr

Gut, auf die Minute pünktlich ist diese Uhr nicht. Und je nach klimatischen Verhältnissen oder der Bodenbeschaffenheit läuft sie auch nicht in allen Teilen der Erde gleich rund. Dafür läuft sie ohne Strom und nutzt nur die Kraft der Sonne. Die Rede ist von der Blütenuhr, die Wald- und Feldarbeiter in früheren Zeiten nutzten, um zu wissen, wann es Zeit für das Mittagessen oder für den Feierabend war. Wenn nämlich der Klatschmohn gegen 18 oder 19 Uhr seine Blüten schloss, dann war es Zeit, nach Hause zu gehen. Wenn die Blüten des Huflattichs Fliegen und Käfern gegen circa 16 Uhr „die Tür vor der Nase zumachten", dann war es Zeit für eine Vesperpause.

Der schwedische Naturforscher Carl von Linné (1707-1778) war von dieser im Volk weit verbreiteten Art, sich zeitlich zu orientieren, so fasziniert, dass er darüber zu forschen begann. Als er schließlich für jede Stunde des Tages eine Blume gefunden hatte, baute er im Garten der Universität in Uppsala eine Blütenuhr. Das Blumenbeet, das einem Ziffernblatt nachempfunden war, konnte der Wissenschaftler vom Fenster seines Büros aus gut im Blick behalten. Leider ist es heute nicht mehr erhalten, aber auf der Insel Mainau haben findige Gärtner eine originalgetreue Nachbildung errichtet. Wenn Sie auf Ihren Spaziergängen beobachten, dass der Löwenzahn sich schließt und nicht mehr von Insekten angeflogen wird, dann nähert sich die Uhrzeit 15 Uhr. Die Seerosen machen um 18 Uhr Feierabend und der Waldsaumklee bereits eine Stunde früher, um 17 Uhr.

Übung: Augen zu

Fast keine Waldbadeübung ist intensiver, als mit geschlossenen Augen und am besten barfuß durch den Wald zu gehen. Um den Wald am helllichten Tage mit allen Sinnen außer dem Sehsinn zu erfahren, können Sie sich entweder als Partnerübung gegenseitig mit geschlossenen Augen durch den Wald führen oder sich als Hilfsmittel eine Schnur oder ein Seil spannen.

Befestigen Sie dieses Band zwischen mindestens zwei, gern auch mehreren Bäumen. Setzen Sie eine Schlafmaske auf oder binden Sie sich einen Schal vor die Augen. Legen Sie eine Hand um das Band und gehen Sie behutsam los. Das komische, unsichere Gefühl nehmen Sie einfach wahr, ohne es zu bewerten. Setzen Sie langsam einen Fuß vor den anderen und spüren Sie hin – wie fühlt sich der Boden an, nehmen Sie neue Geräusche wahr, jetzt, wo Ihr Sehsinn ausgeblendet ist? Sind Düfte eventuell intensiver? Muss ich mich ganz fest am Seil halten oder kann ich es locker durch meine Handfläche gleiten lassen? Habe ich Zutrauen und empfinde nach und nach mehr und mehr Mut, mit geschlossenen Augen voranzuschreiten? Wie fühlt sich das unter den Füßen an?

Beobachten Sie sich selbst: Laufen Sie sicher oder haben Sie das Gefühl, zu stolpern? Erkennen Sie auch leichte Veränderungen am Untergrund?

Wenn Sie rund 15 bis 20 Minuten mit geschlossenen Augen gegangen sind, bleiben Sie stehen, spüren Sie noch einmal einen Moment von Kopf bis Fuß nach, was Sie an sich wahrnehmen, und lösen Sie dann die Augenbinde. Bleiben Sie an Ort und Stelle stehen und sinnieren Sie, wenn Sie Lust haben, mit leichtem Gemüt noch über den folgenden Satz nach: „Es gibt kein Wifi im Wald, aber dafür eine viel bessere Verbindung."

Nachts im finsteren Wald

Wer seinen Sehsinn einmal richtig herausfordern und all seine anderen Sinne richtig „kitzeln" will, der sollte eine Nachtwanderung unternehmen oder gar eine ganze Nacht im Wald verbringen. Dieses einzigartige Erlebnis hilft, genauer hinzuhorchen, hinzuriechen und hinzufühlen. Und es zeigt uns auch, wie sehr wir im Alltag hauptsächlich unserem Sehsinn vertrauen und wie schmerzlich er uns fehlt, wenn wir plötzlich nichts oder kaum noch etwas erkennen können. Wir stellen automatisch die anderen Sinne über den „Hauptsinn" – eine spannende Erfahrung! Wer Glück hat und eine sternenklare Nacht erwischt, der kann einen einmaligen Blick in den Himmel genießen. Aber auch wenn es bewölkt ist oder langsam Nebel aufzieht, verspricht eine Nachtwanderung ein beeindruckendes Erlebnis.

Sie sollten sich allerdings nicht allein in den finsteren Wald trauen. In einigen Wanderregionen gibt es entsprechende geführte Angebote (z. B. 💻 www.gastein.com oder 💻 www.salzburgerland.com oder 💻 www.wolfshagen.de). Es gibt sogar Outdoor-Unternehmen, die sich auf geführte Nachtwanderungen spezialisiert haben (💻 https://adventure-blackforest.de).

Übernachtungen im Wald bieten z. B. 💻 www.wildwald.de an. Hier kann man u. a. in einer „Schlafkanzel", die wie ein Hochsitz aussieht, einem Bauwagen namens „Kolkrabenhorst" oder in Baumzelten im Wald übernachten und diesen auf sich wirken lassen. Richtig luxuriös schläft es sich in der „Suite im Baum" im Meraner Hotel Irma (💻 www.hotel-irma.com). Mit ein paar Handgriffen lässt sich das extragroße Bett auf die Terrasse ziehen und man kann unter freiem Himmel nächtigen. Vorher geht es natürlich in die frei stehende Badewanne mit Blick in die Baumwipfel.

Aber auch die Nachtwanderung in Ihrem heimischen Wald, den Sie sehr gut kennen, kann schon ein kleines Mikroabenteuer darstellen. Stellen Sie sicher, dass Sie den Weg aus dem Wald heraus auch bei Dunkelheit finden, führen Sie zur Sicherheit eine Taschenlampe und ein Mobiltelefon mit sich. Wählen Sie einen breiten, sicheren Weg, umgehen Sie sumpfige oder steile Wegstücke, um Unfälle zu vermeiden. Meiden Sie außerdem Naturschutzgebiete, in denen Sie die Ruhe von Tieren stören könnten. Stellen Sie sicher, dass Sie sich nicht in einem Jagdgebiet/zur Jagdsaison auf den Weg machen. Ausreichend Wasser und eine kleine Thermoskanne mit heißem Tee, Kaffee oder Kakao sollten auch mit dabei sein. Wichtig ist, dass Sie keine Tiere in der Nachtruhe stören, sich wirklich gut auskennen und sich sicher fühlen. Vielleicht reicht es schon, ein paar Schritte in den Wald hineinzugehen. Erkundigen Sie sich vorab beim zuständigen Förster, ob es Einwände, Beschränkungen oder Gefahren gibt.

Bei der Wahl der Tageszeit, in der Sie aufbrechen können, gibt es zwei Möglichkeiten. Starten Sie entweder am sehr frühen Morgen oder in der abendlichen Dämmerung. Bei der Variante am Morgen können Sie sich auf den Sonnenaufgang freuen, bei der abendlichen Variante erleben Sie das besondere Gefühl, in die Nacht hineinzugehen. Ein Erlebnis, das nachhaltig Eindruck machen wird. Es macht demütig und versetzt einen in Erstaunen und Ehrfurcht.

Laubfärbung

Es ist das reinste Farbspektakel, wenn die leuchtend rote oder gelbe Herbstfärbung der Bäume einsetzt. Ob man es wie in Kanada „Indian Summer" oder wie in unseren Gefilden „goldener Oktober" nennt: Wenn die Tage kürzer werden und der Winter naht, legen nicht nur Eichhörnchen Vorräte an. Auch Sträucher

Buntes Herbstlaub

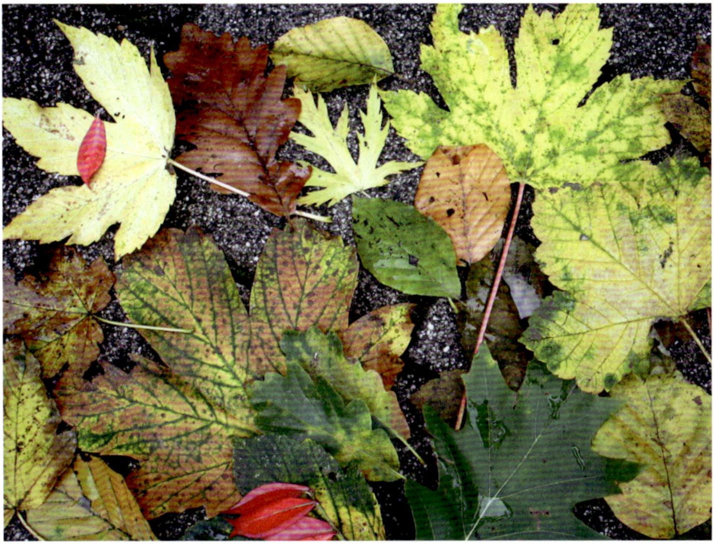

und Bäume legen sich ein kleines Nährstoffpolster zu. Das, was wir als atemberaubende Farbenvielfalt wahrnehmen, ist die Vorbereitung der sommergrünen Gehölze auf ihre Ruhepause. Ursache für die wahrnehmbare Verfärbung ist, dass der Baum wichtige Stoffe wie das grüne Chlorophyll abbaut und in den Ästen und Stämmen einlagert. Was unser Auge als gelb wahrnimmt, das ist Xanthophyll, als rot nimmt unser Auge das Karotin wahr. Übrigens: Manche Bäume, wie die Erle oder einige Apfelbäume, lassen ihre Blätter grün fallen. Da einige Bäume, wie z. B. der Ginkgo, gleichzeitig mit dem Chlorophyll auch die Carotinoide abbauen, wechselt die Blattfarbe direkt von grün zu gelb. Wer den spektakulären Farbverlauf der Blätter des Essigbaumes verfolgt, kann sehen, wie nacheinander die einzelnen Stoffe abgebaut werden und so die Blätter zunächst grün, dann rotorange und schließlich gelb leuchten. Ein reines „Farbbad" für unseren Sehsinn.

Schmecken – vom Wald auf den Tisch

Gleich vorab: Um sich vor der Infizierung mit dem Fuchsbandwurm zu schützen, sollten keine Waldfrüchte direkt nach dem Pflücken in den Mund wandern. Vielmehr müssen Beeren und Pilze ausgiebig mit Wasser abgespült und über 60 Grad erhitzt werden. Nach dieser eher schlechten Nachricht folgen lauter gute. Denn das, was der Wald an Früchten hergibt, strotzt nur so vor gesunden Inhaltsstoffen. Und bereits das Sammeln und Suchen von Pilzen, Nüssen und Beeren stellt eine ungemein sinnliche Aufgabe dar. Riechen, fühlen, abpflücken – je bewusster Sie dies tun, desto größer das daraus resultierende Entspannungsgefühl.

Junge Buchenblätter sind zum Verzehr geeignet

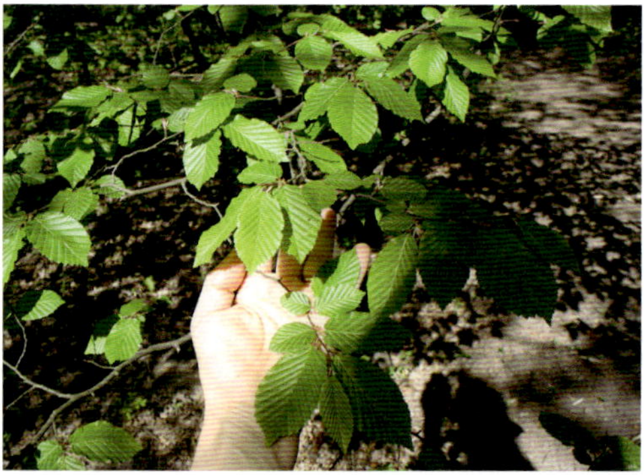

Vielleicht stoßen Sie bei Ihren Waldstreifzügen auf einen Haselnussstrauch, von dem Sie sich ein paar Vitaminbomben für Zuhause in die Hosentasche stecken wollen. Neben hochwertigen ungesättigten Fettsäuren enthalten diese kleinen Kraftpakete auch Kalium, Eisen, Magnesium, Vitamin E und einige B-Vitamine.

Übung: Nüsschen-Genüsschen

Wenn der Sommer vorüber ist, können Sie im Herbst Bucheckern sammeln und für eine Achtsamkeitsübung oder als Kostprobe des Waldes knabbern. Als Früchte der Rotbuche waren Bucheckern in vergangenen Zeiten viel häufiger auf den Speiseplänen verbreitet als heute. Die rund 1,5 Zentimeter kleinen, braun glänzenden Nüsschen sind scharf-dreikantig, etwas eiförmig und immer im Doppelpack in dem Fruchtbecher zu finden. Die Rotbuche muss ein stattliches Alter von mindestens 40 Jahren erreicht haben, bevor sie Bucheckern produziert. Der Fruchtbehang ist alle 5 bis 8 Jahre richtig reichhaltig, auch nach einem besonders heißen und trockenen Jahr.

Wenn Sie Bucheckern gesammelt haben, sollten Sie diese kurz anrösten, da sie im rohen Zustand leicht giftig sind. Wenn Sie keine Lust auf diese Zubereitung haben, können Sie die Achtsamkeitsübung auch mit einer Haselnuss – oder bei Allergie hiergegen – mit einer Mandel durchführen. Beim achtsamen Schmecken geht es darum, dass man sich rund 10 bis 15 Minuten bewusst Zeit nimmt, um die Waldfrucht auch mit seinen anderen Sinnen zu erkunden.

Nehmen Sie die Waldfrucht in die Hand, betrachten Sie diese ausgiebig. Erkunden Sie sie, als sei sie soeben aus dem Weltall herabgesegelt und als hätten Sie nie zuvor solch ein Objekt gesehen. Wie ist die Farbe, wie die Struktur, glänzt sie, ist die Oberfläche überall gleich? Danach schließen Sie die Augen und ertasten die Buchecker – fühlen Sie die Struktur, den Glanz, alles, was Sie zuvor mit den Augen wahrgenommen haben, auch mit den Sensoren in Ihren Fingerspitzen? Schließlich halten Sie die Buchecker vor Ihre Nase und riechen Sie an ihr. Können Sie das Röstaroma vernehmen und vielleicht auch noch ein Waldaroma? Schälen Sie dann die Buchecker aus der Schale und schieben Sie diese zwischen Ihre Lippen. Lassen Sie sich viel Zeit für das Ertasten mit den Lippen, dann tasten Sie mit der Zunge und beginnen anschließend langsam mit dem Schmecken und schließlich ganz behutsam mit dem Kauen. Beißen Sie achtsam zu und achten Sie auf das Gefühl im Mund, auf die zunächst körnige Konsistenz, die zunehmend weicher, kleiner wird. Wie ist der Geschmack zu beschreiben? Kommen Assoziationen, Erinnerungen, Gefühle in Ihnen hoch? Schließlich schlucken Sie den entstandenen weichen Brei hinunter und spüren nach. Wie lange bleibt der Geschmack noch in Ihrem Mund? Spüren Sie genüsslich nach und gönnen Sie sich ein kühles Glas Wasser zum Nachspülen. Übrigens schmecken die gerösteten, geschälten Kerne hervorragend als knackiges Topping auf dem Salat.

Buchen-Sandwich

Im Frühjahr, ab Anfang Mai, kann man die hellen, frisch ausgetriebenen Blätter der Buche essen. Probieren Sie einmal, wie lecker ein Buchenblatt schmeckt. Am köstlichsten schmeckt es, wenn man es sich zwischen zwei mit Frischkäse bestrichene Vollkornbrotscheiben legt. Ist der frische, intensive Geschmack nicht richtig verblüffend?

Bärlauch

Mit etwas Glück finden Sie im Frühjahr auch frischen Bärlauch. Wichtig ist, dass diese essbaren, köstlichen Blätter nicht mit den giftigen Maiglöckchenblättern oder Herbstzeitlosen verwechselt werden. Erfahrene Kräutersammler bauen auf ihren gesunden „Nasen-Verstand". Denn wenn man ein Bärlauchblatt zwischen den Fingern reibt, so entsteht sofort der intensive, typische Knoblauchgeruch – unverwechselbar eigentlich.

Frisch gepflückter Bärlauch

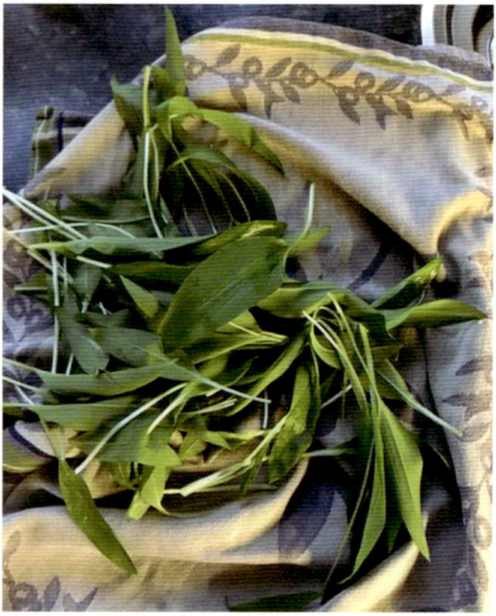

Wer auf Nummer sicher gehen möchte, der kauft Bärlauch auf dem Markt oder schließt sich einer Kräuterwanderung an. Und wer einmal in den Genuss von selbst gemachter Bärlauchbutter gekommen ist, der möchte nie wieder „normale" Kräuterbutter essen. Nicht nur wegen der appetitlichen, grünen Farbe, sondern auch wegen des feinen, frischen Aromas.

Bärlauchbutter

Man nehme 250 Gramm weiche Butter und gebe in einen Rührbecher rund 150 Gramm Bärlauchblätter, die grob zerrupft sind, einen Teelöffel Zitronensaft sowie nach Belieben Salz und Pfeffer hinzu und mixe alles mit dem Pürierstab fein. Bis zum Servieren kühl stellen und gern ein paar Stunden durchziehen lassen.

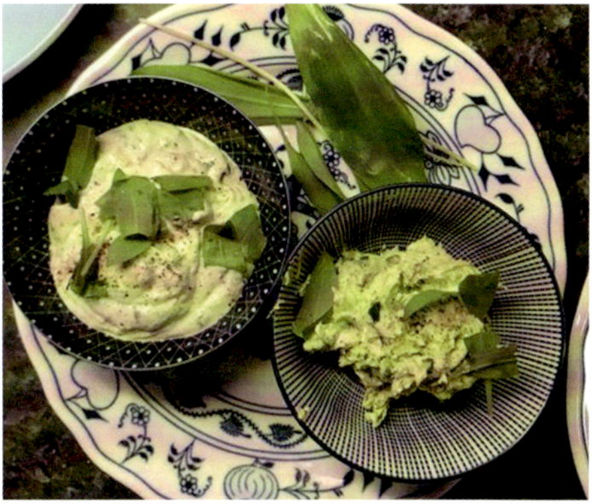

Bärlauchquark und Bärlauchbutter

Brennnessel: Wundermittel am Wegesrand

Den Wanderer und Waldbader stört die Brennnessel am Wegesrand meistens. Besonders wenn er unaufmerksam mit dem nackten Bein vorbeistreift. Das unangenehme Brennen hält oft über Minuten an. Aber die Brennnessel ist, als Tee verarbeitet, ein richtiges Wundermittel, welches unser Immunsystem ankurbelt und praktisch an jeder Ecke geerntet werden kann.

Fast schon ein Klassiker ist der Brennnesseltee als Hausmittel zur Behandlung einer Blasenentzündung. Der hohe Kaliumgehalt der Pflanze wirkt harntreibend und hilft somit, unliebsame Bakterien einfach wegzuspülen. Da die Pflanze aber nicht nur entzündungshemmend, sondern auch entgiftend sowie blutreinigend wirkt, hat sie noch viel mehr positive Effekte.

In der Naturheilkunde wird der Tee auch bei Verdauungsproblemen, Gicht, Arthritis, Arthrose oder Prostatabeschwerden empfohlen. Der Supertee kann aber noch mehr: Die körpereigenen Abwehrkräfte werden stimuliert. Weil die Brennnessel ungesättigte Fettsäuren und Kaffeoyläpfelsäure enthält, kann der Tee bei Gicht- und Arthrosepatienten schmerzlindernd und entzündungshemmend wirken.

Die gute Kombination weiterer Inhaltsstoffe wie Kalium, Vitamin C, Eisen und Magnesium kann außerdem den Stoffwechsel auf Trab bringen, energetisierend wirken und auch das Hautbild (besonders bei Akne oder Ekzemen gibt es gute Erfolge) sowie die Haarstruktur des Teetrinkers verbessern. Auch die Fingernägel sollen bei regelmäßigem Konsum fester werden.

Wie bei allem kommt es auf die richtige Dosis an. Wird zu viel Brennnesseltee getrunken oder liegt eine Unverträglichkeit vor, so kann es zu Übelkeit oder Sodbrennen kommen. Schwangere und stillende Frauen sollten auf die Anwendung verzichten. Auch bei akuter Arthritis sowie bei akuten Herz- oder Nierenproblemen sollte auf den Genuss von Brennnesseltee verzichtet werden.

Brennnesseltee

„Ein Bad erfrischt den Körper, eine Tasse Tee den Geist", sagt ein beliebtes Sprichwort. Warum nicht seinen Tee selbst herstellen? Gerade Brennnesseln sind hierfür sehr gut geeignet und überall im Wald zu finden.

Wer dieses gesunde Hausmittel herstellen möchte, der pflückt einfach mit Handschuhen bewaffnet einige Blätter am Wegesrand und spült diese ausreichend unter fließendem Wasser ab. Möchten Sie Vorräte anlegen, so können Sie die ganzen Stiele anschließend zum Trocknen aufhängen.

Brennesseln am Wegesrand

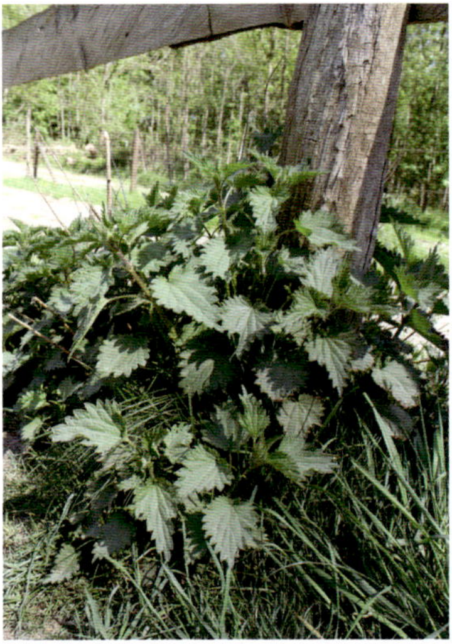

Geben Sie dann drei bis vier Teelöffel frische oder einen Teelöffel getrocknete Brennnesselblätter in eine Tasse, gießen 200 ml kochendes Wasser darüber und lassen den Tee mindestens sieben, maximal zehn Minuten ziehen. Anschließend die Blätter entfernen. Der Tee schmeckt sowohl heiß als auch kalt sehr erfrischend mit oder ohne Honig. Bitte vergessen Sie nicht, ausreichend Wasser zu trinken, damit der Brennnesseltee Ihren Körper nicht austrocknet.

Happy Holunder

In fast jedem Waldstück trifft man im Frühsommer (Mai-Juni) auf die weißen, ausladenden Blüten des Holunderbusches. Sie duften lieblich und versprechen bereits jetzt eine reiche Beerenernte im Herbst.

Holunderblütensirup

Herrlich erfrischend in Schorlen oder Cocktails ist der „dufte" Holunderblütensirup. Diesen selbst herzustellen, ist ganz leicht. Es ist ein günstiges und köstliches Lebensmittel, das lange haltbar ist (dunkel und kühl gelagert 6-12 Monate). Achten Sie darauf, die Holunderblütendolden im vollreifen Zustand zu ernten. Die Blüten sollten ganz geöffnet sein und stark duften.

Rezept:
(Menge ergibt circa 2,5 Liter)
20 Holunderblütendolden, 2 kg Zucker, 1 Zitrone, 30 g Zitronensäure, 2 Liter Wasser, ein Geschirrtuch oder feines Sieb

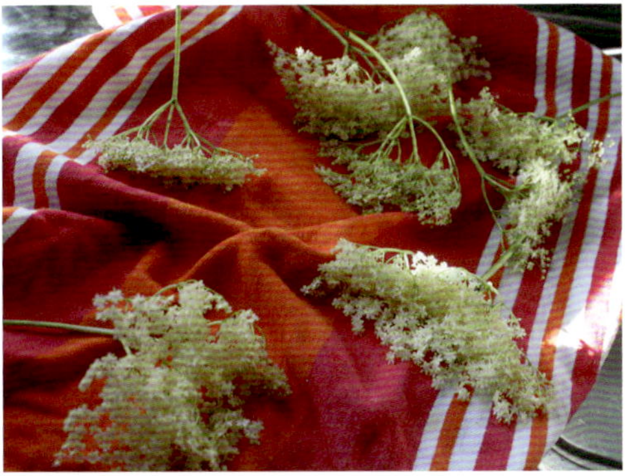

Holunderblüten – vom Wald auf den Tisch

Entfernen Sie die Stiele und evtl. noch geschlossene Blüten, da diese bitter schmecken. Im nächsten Schritt können die Blütendolden vorsichtig gereinigt werden. Dazu werden diese vorsichtig ausgeschüttelt und in stehendes Wasser getunkt. Aromatischer sind die Blüten allerdings, wenn man sie einfach so verwendet, wie man sie vom Baum gepflückt hat, denn dann ist der aromatische Blütenstaub noch darin enthalten.

Legen Sie die Blüten dann in zwei Liter Wasser und lassen Sie diesen Ansatz 24 Stunden ziehen. Danach die Blüten durch ein feines Sieb oder Geschirrtuch seihen und Zucker sowie Zitronensäure zugeben und alles zusammen aufkochen lassen. Beim Aufkochen löst sich der Zucker auf. Wichtig ist für die Haltbarkeit, dass der Sirup noch heiß in gut gespülte (am besten ausgekochte) Flaschen gefüllt wird.

Holunderblütenpfannkuchen

Wenn Sie die Blütendolden in fluffigen Pfannkuchenteig tunken und dann in einer Pfanne mit Butterschmalz ausbraten, wird der verführerische Duft des Holunders noch gesteigert. Der Blütenstiel kann dabei „als Anfasser" verwendet werden. Nach dem Ausbacken können Sie die hübschen „Pfannkuchenblüten" mit etwas Puderzucker bestäuben und direkt servieren. Schließen Sie beim Genießen die Augen und denken Sie an das Pflücken der Blüten zurück. So wird aus diesem Genuss zugleich auch eine sehr erdende Achtsamkeitsübung.

Zutaten:

8 schöne Holunderblütendolden (einmal kurz über dem Waschbecken abschütteln, damit keine Insekten mehr darin versteckt sind), 1 Ei, 1 EL Zucker (brauner Rohrzucker schmeckt intensiver), 1 Prise Salz, abgeriebene Schale von ½ Bio-Zitrone, 1 TL Vanillezucker, 100 g Mehl, 150 ml Milch, 25 g geschmolzene Butter, reichlich Butterschmalz zum Ausbacken

Alles mit einem Schneebesen zu einem glatten Teig rühren, Puderzucker zum Bestreuen verwenden.

Beim Sammeln von Wildpflanzen sollten Sie äußerst vorsichtig sein. Zum einen sollten Sie diese Nahrungsmittel nur in kleinen Mengen für Ihren persönlichen Verbrauch dem Wald entnehmen. Zum anderen sollten Sie niemals Blätter, Pilze oder Beeren zu sich nehmen, bei denen Sie sich nicht ganz sicher sind, dass diese essbar sind. Vergiftungen, z. B. durch Pilze, kommen leider immer noch zu häufig vor. Wer sicher sein will, der kann an entsprechenden Kursen teilnehmen, wie sie z. B. die Pilzschule anbietet: www.pilzschule.de.

Vorsicht beim Sammeln von Pilzen

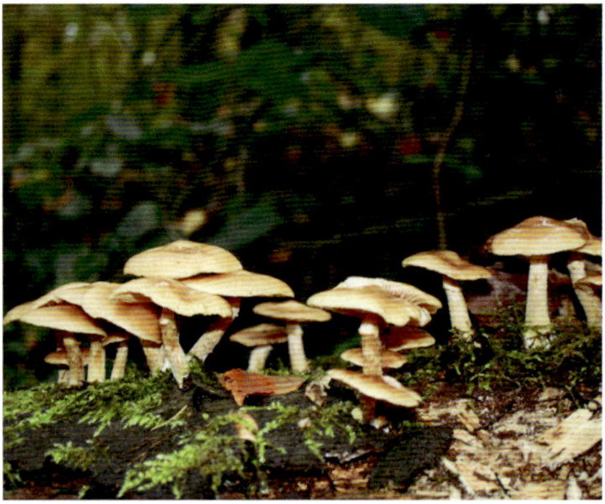

Hören – Ruhe bitte – vom Segen der Stille

Sich mit dem Thema Waldbaden zu beschäftigten, entspringt nicht selten unserem Wunsch beziehungsweise unserer Sehnsucht, endlich einmal wieder zur Ruhe zu kommen. Die Stille genießen, auftanken, Energie schöpfen – und dies abseits vom Alltagslärm und der Lärmverschmutzung, die uns umgibt. „Manchmal ist Stille die beste Antwort", sagte schon der Dalai Lama. Und diese heitere Stille findet man ganz einfach zwischen Buche, Birke, Kiefer und Eiche. Die sanften, gedämpften und natürlichen Waldgeräusche wirken beruhigend auf unser seelisches Gleichgewicht. In einer alten Geschichte bekommt der Dorfälteste Besuch, als er Wasser aus einem Brunnen schöpft. Die Gäste wollen von ihm wissen, worin der Sinn des Lebens besteht. Der Weise deutet auf die Wasseroberfläche und fragt, was die Gäste sehen. Diese beugen sich in den Brunnen und antworten: „Nichts." Der Weise bleibt ganz ruhig. Nach einer Weile schauen die Besucher noch einmal in den tiefen Brunnen und blicken auf das inzwischen ruhige Wasser wie in einen Spiegel. „Jetzt ist das Wasser ruhig, man sieht sich selbst. Das ist die Erfahrung der Stille", antwortet der weise alte Mann.

Lärmverschmutzung belastet die Gesundheit

Was wir als störenden Lärm empfinden, hängt natürlich von unserer subjektiven Wahrnehmung ab. Ein Rockkonzert oder fröhliches Kinderlachen auf einem Familienfest mag uns angenehm, wie Musik in den Ohren, vorkommen. Motorengeräusche, telefonierende Kollegen im Großraumbüro, hupende Fahrzeuge, ein wummernder Vorschlaghammer – ab einer gewissen Lautstärke nervt Lärm nicht nur gewaltig, er ist auch schädlich. Lärmschwerhörigkeit gehört übrigens in Deutschland zu einer der häufigsten Berufserkrankungen. Wer mehr als acht Stunden am Tag einer Lärmbelastung von mehr als 80 Dezibel ausgesetzt ist, der wird früher oder später davon betroffen sein.

Wer in einem verkehrsreichen Gebiet lebt, für den besteht ein höheres Risiko, einen Herzinfarkt zu erleiden oder Bluthochdruck zu bekommen. Und wer nachts einer Dauerberieselung von mindestens 40 Dezibel ausgesetzt ist, dessen Körper schüttet ununterbrochen Stresshormone aus. „Ueber allen Gipfeln ist Ruh'", beschrieb bereits Goethe im Jahr 1780 in seinem gleichnamigen Gedicht die herrliche Ruhe, die er im Wald fand und die im Gegensatz zu dem stand, was er in seinem Alltag erlebte. Er übernachtete einst in einer Jagdaufseherhütte bei

Ilmenau, „um dem Wuste des Städgens, den Klagen, den Verlangen, der Unverbesserlichen Verworrenheit der Menschen auszuweichen". Kurz gesagt: um Ruhe und Besinnung zu finden.

Es ist also kein Phänomen der Neuzeit, dass man immer und überall auf Hektik und Lärm zu stoßen scheint und so der Kopf zu dröhnen beginnt. Im Wald kann man über seinen Hörsinn Frieden und Stille genießen. Wenn keine Geräusche der menschlichen Zivilisation mehr zu vernehmen sind, dann kann ich in die erholsame Klanglandschaft der Bäume eintauchen. Dies ist evolutionsgeschichtlich gesehen die Landschaft, in die wir gehören. Wir entspannen uns, wenn wir von den Klängen der Natur umgeben sind. Britische Forscher*innen der Brighton and Sussex Medical School fanden heraus, dass Proband*innen bei einem kognitiven Test besser abschnitten, wenn sie dabei Naturgeräusche hörten – im Gegensatz zu der Gruppe, die die Aufgaben bei der Berieselung mit künstlichen Geräuschen erledigen musste. Das Forscherteam fand heraus, dass bei der Naturgeräusch-Gruppe das parasympathische System aktiviert wurde (dies steht für Erholung und Ruhe) und die Aktivität des Kampf- oder Flucht-Mechanismus (sympathisches Nervensystem) verringert wurde. Daraus schlossen sie, dass wir uns in der natürlichen Klangumgebung der Natur besser entspannen können. Der Hörsinn kann sich erholen und wir fühlen uns nach einem Waldbad auch über diesen Sinneskanal herrlich erfrischt.

Dass Naturgeräusche eine positive Wirkung haben, zeigte sich ebenfalls in klinischen Untersuchungen. Man spielte Naturklänge ab und stellte bei den Patienten fest, dass diese weniger Angst, Stress und Unruhe empfanden und dass sich ihr Blutdruck senkte. Auch bei narkotisierten Patienten konnte man eine Verminderung des Stresses nachweisen (Forschungsarbeit von Arai und Sakakibara aus dem Jahr 2008).

Übung: Waldesruh'

Es scheint, als hätten wir verlernt, zur Ruhe, zur Stille zu kommen. Mit einer einfachen Waldbadeübung können wir uns aber dieser kostbaren Stille, die uns beim Fokussieren und Entspannen helfen kann, wieder annähern.

Suchen Sie sich einen angenehmen Platz im Wald. Sie können stehen bleiben, sich auf einen Baumstamm oder ins Laub setzen oder mit dem Rücken an einen Baumstamm lehnen. Wenden Sie sich nun mit Ihrer Aufmerksamkeit Ihrem eigenen Atmen zu. Hören Sie, wie die Luft durch Ihre Nase, Ihren Rachen einströmt und wie es beim Ausatmen klingt. Ein leichtes Rauschen ist dabei nicht nur zu

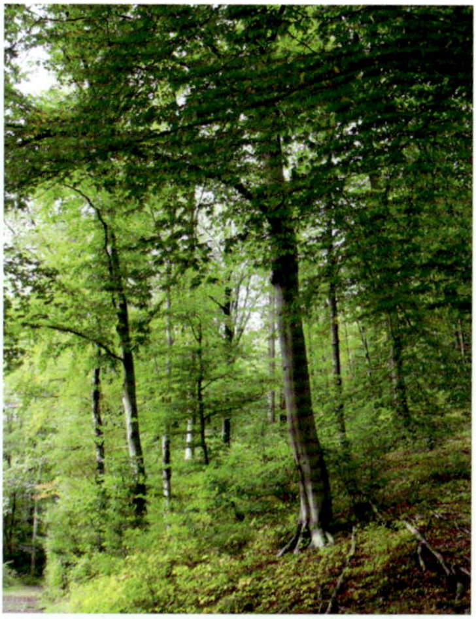

Lauschen Sie dem geheimnisvollen Rauschen der Blätter

hören, sondern auch zu fühlen. Kommen Ihnen andere Gedanken in den Kopf, dann nehmen Sie diese wahr, ohne sie zu beurteilen, und lassen Sie sie davonziehen wie eine Wolke am Himmel. Öffnen Sie Ihre Ohren nun für die Geräusche des Waldes. Lauschen Sie auf alles, was der Wald an leisen Tönen hervorbringt. Nach einigen Atemzügen schließen Sie dann die Augen, um sich noch besser auf das Gehörte einlassen zu können. Versuchen Sie zu erlauschen, ob ein Ton, ein Knistern, ein Hämmern, ein Schaben näher dran ist oder weiter weg. Hören Sie intensiv, was sich links von Ihnen, rechts von Ihnen, vor Ihnen, hinter Ihnen, in nächster Nähe und in weiterer Ferne akustisch abspielt. Sie können diese Übung so lange fortsetzen, wie es für Sie angenehm ist. Erfahrungsgemäß braucht man beim ersten Mal insgesamt um die 15-20 Minuten, um zunächst einmal zur Ruhe zu kommen. Öffnen Sie dann die Augen wieder und streichen Sie abschließend ein paar Mal kreisförmig und sanft über Ihre Ohrmuscheln, um sich dieses wunderbare Organ noch bewusster zu machen.

Wenn Sie mögen, dann bleiben Sie noch einen Moment sitzen und sinnieren im Anschluss noch ein wenig über das folgende tibetische Sprichwort nach: „Ein Baum, der fällt, macht mehr Krach als ein Wald, der wächst."

Birken lauschen

Die Birken mit ihrer schlanken, hohen Gestalt fallen vor allem durch ihre weiße, schimmernde Rinde auf. Wenn das Frühjahr kommt, dann saugen sich die auch als Pionierpflanzen bekannten Bäume mit so viel Wasser und Nährstoffen voll, dass man regelrecht hören kann, wie die Säfte in den Leitungsbahnen nach oben rauschen. Legen Sie doch einmal Ihr Ohr an einen Baumstamm und lauschen dem Rauschen.

Fühlen – Gefühl kommt von fühlen

Meist assoziieren wir mit dem Tastsinn das Fühlen mit der Hand. Dabei fühlt die ganze Haut am ganzen Körper. Und wir beschreiben auch unseren körperlichen Zustand oft mit „ich fühle mich gut" oder „ich fühle mich schlecht".

Mit unserem größten Sinnesorgan spüren wir zum Beispiel, ob Dinge warm oder kalt, weich oder hart, glatt oder rau sind.

Erforschen Sie den Wald also am besten mit Ihrer ganzen Haut, indem Sie Sonne, Morgennebel, Regen und Wind wahrnehmen. Und erforschen Sie den Wald auch mit Ihren Fingern. Erfühlen Sie vorsichtig und mit geschlossenen Augen eine Eichel in Ihrer Hand, legen Sie Ihre Hände auf die sonnenwarme Rinde einer Eiche und ertasten Sie mit Ihren Fingerspitzen die Furchen und Vertiefungen. Nehmen Sie, wenn Sie mögen, eine Handvoll Tannennadeln vom Boden auf und lassen Sie diese langsam durch Ihre Finger auf den Boden zurückrieseln. Genießen Sie die sinnliche Vielfalt im Wald und scheuen Sie sich nicht, den Wald auch mit den Fingerspitzen zu erspüren. Er steckt voller Überraschungen, die man nicht alle allein mit den Augen entdecken kann. Das Innere einer Bucheckernhülle fühlt sich samtig weich an, das Äußere im Gegensatz dazu erstaunlich stachelig. Legen Sie Ihre Hände auf einen Blätterhaufen oder halten Sie Ihre Hand in einen Bachlauf. Durch das Fühlen von Naturreizen kommt unser Körper im wahrsten Sinne des Wortes in Kontakt mit der Natur. In einer Studie konnte ein sanfter Blutdruckabfall bei Personen festgestellt werden, die mit geschlossenen Augen Eichenholz oder Zedernholz befühlten. Auch die parasympathische Aktivität nahm zu – beides Hinweise auf den stressreduzierenden Effekt dieser Berührung.

Unser Tastsinn kann uns übrigens (wie auch unser Seh- und Geruchssinn) dabei helfen, die verschiedenen Nadelbaumarten zu unterscheiden: „Wenn sie sticht, dann ist es die Ficht', wenn sie es nicht kann, dann ist es die Tann', und riechst Du sie mit der Nas', dann ist es die Douglas'", lautet eine alte Volksweisheit.

Übung: Jahresringe ertasten

Wenn Sie bei Ihren Streifzügen durch den Wald auf einen abgesägten Baum oder Baumstumpf treffen, dann gleiten Sie einmal mit den Fingerspitzen über die Jahresringe des Baumes. Lassen Sie die Finger vom inneren Kreis dabei immer weiter nach außen wandern. Spüren Sie Unterschiede in der Dicke der Jahresringe?

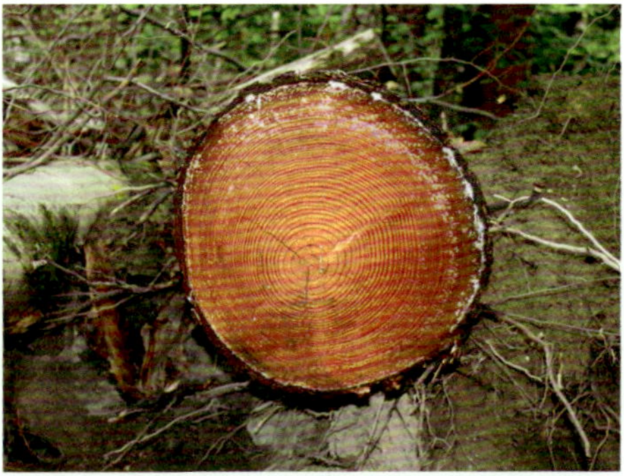
Jahresringe eines frisch geschnittenen Baumes

Fühlt sich der glatte Kreis rhythmisch an? Dann spüren Sie eigentlich den gesamten Kreislauf der Jahreszeiten in Ihren Fingerspitzen. Lassen Sie sich ganz auf diese sinnliche Erfahrung ein und spüren Sie den Jahren nach, die der Baum gelebt hat.

Übrigens, wenn Sie sich fragen, wie die Jahresringe entstehen, dann liegt die Antwort im Rhythmus der Jahreszeiten. Das Holz bildet im Frühjahr größere Zellen aus, die den Nährstoff- und Wassertransport erleichtern sollen. Diese Zellen wirken in den Jahresringen heller. Im Herbst hingegen sind die Zellen kleiner und wirken daher dunkler. Man kann aus den Jahresringen auch Umweltbedingungen herauslesen, unter denen der Baum herangewachsen ist. Schmale Ringe deuten auf ein relativ schlechtes Jahr mit Trockenheit oder Schädlingsbefall hin, während breite Ringe auf ein gutes Jahr mit kräftigem Wachstum hinweisen. Sind die Ringe oval, so deutet dies darauf hin, dass der Baum an einem Hang gestanden hat oder dass er einseitig starkem Wind ausgesetzt war. Finden Sie Unterschiede in den einzelnen Jahresringen? Finden Sie vielleicht Ihr Geburtsjahr, wenn Sie die Ringe abzählen? Wie sieht dieser Jahresring aus? Besonders breit, hell, irgendwie auffällig?

Übung: Moosmeditation

Wenn Sie am Wegesrand einen mit Moos überzogenen Baumstamm finden, dann nehmen Sie einmal daneben Platz. Strecken Sie Ihre Arme aus und legen Sie die gesamte Handfläche einer oder beider Hände auf das Moospolster. Zunächst ganz leicht. Schließen Sie die Augen. Spüren Sie jedem einzelnen Moosfaserchen in Ihrer Handfläche nach. Gehen Sie Ihre Finger der Reihe nach durch bei dieser kleinen „Moosmeditation". Fangen Sie mit der rechten Hand an. Beginnen Sie bei der Daumenspitze und wandern Sie in Gedanken immer weiter den Finger herab, sodann machen Sie das Gleiche mit dem Zeige- und anschließend mit dem Mittelfinger. Schließlich wandern Sie mit Ihrer ganzen Aufmerksamkeit durch Ihren

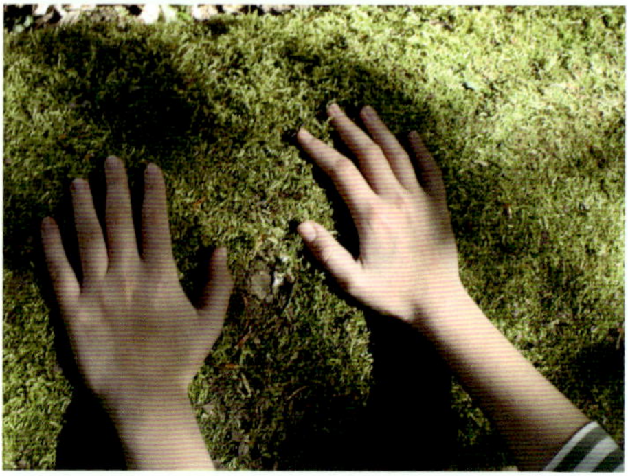

Moosmeditation

Ringfinger und dann durch Ihren kleinsten Finger. Spüren Sie schließlich auch Ihre gesamte Handfläche, die sanft auf dem Moos ruht. Spüren Sie hin, ohne zu bewerten. Im Anschluss heben Sie die gesamte Handfläche beim Einatmen leicht an und lassen Sie sodann beim Ausatmen etwas tiefer in das Moospolster hinabsinken. Wiederholen Sie diese Übung ein paar Mal in Ihrem eigenen Atemtempo. Wenn Sie das Gefühl haben, dass sich Ihr Körper ganz mit neuer Energie und frischem Sauerstoff versorgt hat, öffnen Sie die Augen und führen Sie die Hände zur Nase, um den frischen, erdigen Moosduft zu riechen.

Schuhe aus und los

Wer barfuß geht, der schickt einen stimulierenden Reiz an sein Nervensystem und verbindet sich auch physisch mit der Natur. Die direkte Berührung mit dem Untergrund aktiviert zahlreiche Nervenenden und schickt Impulse an unser Gehirn. Glückshormone werden ausgeschüttet. Auch wenn es esoterisch klingt: Wir lassen die Energie zwischen uns und der Natur ungestört fließen, wenn wir uns barfuß erden. Der Waldbade-Experte Dr. Qing Li erklärt das so: Zieht man die Schuhe aus, dann empfängt man „eine Dosis der kraftvollen heilsamen Elektronen aus dem Boden". Wir können auch einfach sagen, dass wir unseren Füßen Freiheit schenken, wenn wir die Schuhe und Socken ausziehen. Die natürliche Massage durch kleine Grashalme, glatte Kiesel, spitze Steinchen, krümelige Erdbröckchen, welkes Laub und kühlen Matsch unter unseren Sohlen ist die reinste Wohltat für unsere „Treterchen".

Barfuß zu gehen, ist für uns Menschen die natürliche Art zu gehen. Über Jahrhunderte sind wir barfuß durch die Natur gelaufen. Dass wir unseren Füßen aus Bequemlichkeit und zum Schutz Socken, Schuhe und Einlegesohlen verpassen, ist, betrachtet man unsere Evolutionsgeschichte, relativ neu. Früher schlief, kochte und aß man auch auf dem Boden sitzend. Heute spielt sich unser Leben aber fast ausschließlich in geschlossenen Räumen ab – abgeschirmt durch Holz- oder Plastikböden. Wir sitzen zudem auf Stühlen und schlafen erhöht in Betten.

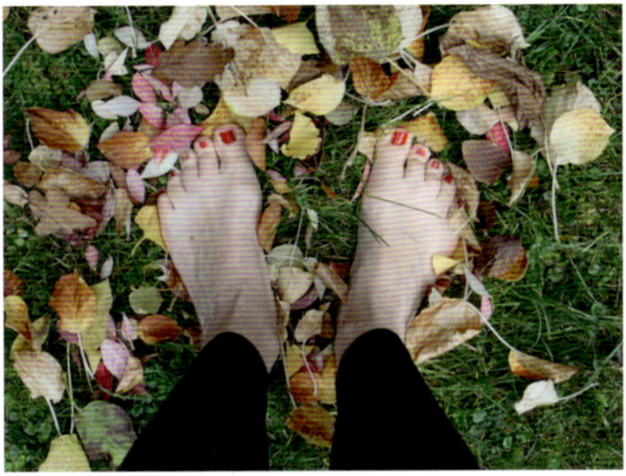

Barfuß im Wald unterwegs

Wir tun uns und unseren Füßen wirklich etwas Gutes, wenn wir mit nackten Sohlen durch den Wald gehen. Unser Laufstil wird nach und nach besser, wir trainieren unseren Gleichgewichtssinn und stärken unsere Fußmuskulatur. Es werden mehr Bänder, Muskeln und Sehnen beansprucht, als wenn wir beschuht herumlaufen. Auch unsere Haltung verbessert sich und manch einer schwört darauf, dass so Beschwerden in den Knien und im Rücken gelindert werden können. Außerdem machen wir es Fuß- und Nagelpilzen schwerer, sich auf unseren Füßen anzusiedeln. In Schuhen herrscht oft ein feuchtes Milieu, das Pilze mögen. An der frischen Luft trocknen die Füße und Nägel und durch die natürliche Massage des Untergrundes und die Temperaturunterschiede werden unsere Füße besser durchblutet. Das schützt ebenfalls vor Pilzbefall oder macht es den Pilzen „unbequemer". Die Hornhaut von Menschen, die häufiger barfuß gehen, ist im Schnitt übrigens bis zu 30 % dicker als die von Menschen, die normalerweise Schuhe tragen (Harvard University/TU Chemnitz).

Übung: Tautreten

Bereits Sebastian Kneipp (1821–1897) empfahl das morgendliche Tautreten mit nackten Füßen. Wer nach einem zehnminütigen Barfußgang über Wiese oder Rasen seine Füße mit einem flauschigen Handtuch trocken und warm rubbelt und sich dann warme Socken anzieht, wird mit einem herrlich prickelnden Gefühl in den Füßen belohnt. Als noch wohltuender wird dieses Tautreten empfunden, wenn man seine Füße im Anschluss mit warmem Wasser abspült und mit einem reichhaltigen

Öl eincremt. Bewährt haben sich Olivenöl, Kokosöl, Lavendelöl, aber auch Sesamöl. Diese Öle machen die Haut an den Füßen schön geschmeidig. Olivenöl und Kokosöl können unterstützend oder vorbeugend auch gegen Fußpilz hilfreich sein.

Übung: Füße auf Erkundungstour

Unsere Füße sind ein wichtiger Teil unseres Tastapparates. Deshalb hilft es uns sehr, uns mit der Natur zu verbinden, indem wir unsere Füße nackt mit dem Wald in Berührung bringen. Suchen Sie zunächst eine geeignete Stelle zum Waldspaziergang „unten ohne“. Der Boden sollte weich und einladend aussehen. Ziehen Sie dann Schuhe und Socken aus und stellen Sie sich zunächst einfach nur auf beiden Füße hin. Gerade wenn Sie lange nicht mehr barfuß unterwegs waren, wird sich das zunächst sehr ungewöhnlich anfühlen – kalt, eklig, glitschig – oder vielleicht auch direkt weich, warm, erdig, angenehm. Fühlen Sie einfach kurz hin, ohne Ihre Gefühle zu beurteilen. Dann gehen Sie langsam los. Begeben Sie sich auf Erkundungstour und gehen Sie über unterschiedliche natürliche Untergründe. Beginnen Sie langsam, das Barfußpensum zu erhöhen. Gewöhnen Sie Ihre Füße nach und nach an diese neue Art der Fortbewegung.

Wenn Sie ein kleines Stöckchen am Wegesrand finden, versuchen Sie es mit den Füßen zu greifen und es von dem Fuß zur Hand weiterzureichen und umgekehrt. Dann schauen Sie, ob Sie auch ein Blatt, ein Steinchen oder einen Zapfen greifen und weiterreichen können. Machen Sie diese Greifübungen mit beiden Füßen abwechselnd. Schaffen es Ihre Zehen auch, einen Grashalm oder ein Blatt abzupflücken?

Im Anschluss an das Barfußwaldbad sollten Sie sich gut nach Zecken absuchen. Bei diabetesbedingten Fußproblemen sollten Sie auf das Barfußgehen verzichten, da das Risiko für schlecht heilende Wunden erhöht ist.

Es gibt auch ein reiches Angebot an speziellen Barfußparks, Kneippbecken oder Barfußparcours. Eine Übersicht über Barfußpfade in Deutschland, Österreich, der Schweiz und anderen europäischen Ländern finden Sie u. a. hier: 💻 www.barfusspark.info.

Übung: Balanceakt

Wann immer Sie einen geeigneten Stamm im Wald entdecken: Balancieren Sie! Es gibt kaum eine einfachere Möglichkeit, seine Tiefenmuskulatur, die ihre Arbeit oft im Verborgenen macht, zu trainieren. Zur Tiefenmuskulatur gehören eine Reihe von kleinen gelenk- und knochennahen Muskeln, die z. B. unsere Wirbelsäule und Gelenke unterstützen und unser Skelett stabilisieren. Sie ist nur indirekt zu erreichen und kommt immer dann ins Spiel, wenn es instabil wird. Versuchen Sie es zunächst ganz normal, indem Sie die Füße voreinander setzen und über den Stamm gehen. Dann versuchen Sie einmal, ob Sie es auch schaffen, den Stamm auf Zehenspitzen entlang zu balancieren. Steigern Sie den Schwierigkeitsgrad, wenn Sie merken, dass beides gut klappt, versuchen Sie rückwärts oder sogar mit einem geschlossenen Auge zu gehen.

Sollte das Barfußgehen oder Balancieren zunächst nicht so gut klappen, lassen Sie sich nicht entmutigen. Sie werden feststellen, dass es Ihnen schnell leichter fallen wird, wenn Sie beides regelmäßig praktizieren. Gehen Sie spielerisch vor und zwingen Sie sich nicht. Wenn man vom Stamm herunterplumpst, dann versucht man es einfach noch einmal. Seien Sie freundlich und rücksichtsvoll zu sich selbst und bewerten Sie sich nicht.

Übung: Ich bin ein Baum

Eine weitere wunderbare Übung, um seine Tiefenmuskulatur und seinen Gleichgewichtssinn zu schulen, sich zu erden und zur Ruhe zu kommen, ist der „Baum" aus dem Yoga. Der „Vrikshasana"-Übung sagt man nach, dass sie nicht nur körperliches, sondern auch geistiges Gleichgewicht verleiht. Wie ein Baum, der auch im Sturm fest verwurzelt ist, bleibt man sicher stehen.

Der Baum, eine beliebte Yoga-Übung

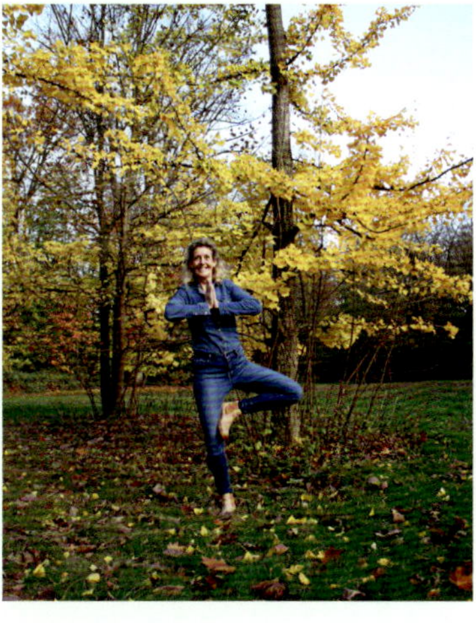

Stellen Sie sich in einen stabilen Stand. Verlagern Sie dann das Gewicht auf den rechten Fuß. Suchen Sie sich einen Punkt vor sich auf dem Boden, an dem Sie sich mit den Augen festhalten können, das verleiht Ihnen mehr Standfestigkeit. Lösen Sie den linken Fuß vom Boden und bringen Sie Ihr linkes Knie nach oben, auf Hüfthöhe. Drehen Sie nun das obere Knie nach außen und lehnen Sie den linken Fuß an Ihre rechte Wade oder (für Geübte) an die Innenseite Ihres Standbeines. Die Arme nehmen Sie zunächst ausgestreckt auf Schulterhöhe (T-Haltung) und führen dann langsam die Handflächen vor Ihrem Brustbein zueinander.

In der Baum-Position angekommen, versuchen Sie nun, Ihre Wirbelsäule weiter aufzurichten, Wirbel für Wirbel „zum Himmel zu wachsen“. Drücken Sie nun das obere Knie weiter nach außen und die Handflächen stärker aneinander. Lassen Sie Ihre Schulterblätter dabei locker nach hinten und nach unten gleiten. Sollten Sie ein wenig ins Wanken kommen, ist das gar nicht schlimm. Der Körper kann das ausgleichen. Das „Schlimmste“, was passieren kann, ist, dass Sie so sehr wanken, dass Sie beide Füße wieder abstellen müssen. Versuchen Sie es dann einfach noch einmal. Seien Sie freundlich und nachsichtig mit sich selbst. Wenn es am Anfang auch noch sehr wackelt, denken Sie an einen Baum – dieser wankt im Wind auch hin und her. Manchen hilft auch, mantramäßig vor sich hin zu sprechen: „Ich bin ein Baum, ich bin ein Baum.“ Anderen hilft die Vorstellung, dass sich der Standfuß mit der Erde immer feiner und stärker verwurzelt. Stellen Sie sich einen stolzen, aufrechten, prächtigen Baum mit einer wunderschönen, mächtigen Krone vor. Versuchen Sie, diese Übung möglichst zwei bis drei Minuten pro Bein durchzuhalten. Gelingt es Ihnen zunächst nur für ein paar Sekunden, heißt es: locker nehmen, öfter probieren, die Fortschritte sind rasch festzustellen.

Riechen – wie der Wald duftet

Der Geruchssinn hilft uns Menschen dabei, schlechte von guten Gerüchen zu unterscheiden. Und das dient vor allem dazu, unseren Körper vor z. B. giftigen Gasen oder verdorbenen Lebensmitteln zu schützen. Unangenehme Gerüche können uns so weit reizen, dass es zu einem Brechreiz kommt, während angenehme Gerüche ein Wohlbefinden in uns auslösen können.

Bei wahrnehmbaren Düften handelt es sich um winzige Moleküle, die durch das Einatmen ihren Weg durch unsere Nase bis zu unserer Riechschleimhaut finden. Wenn ein hier angesiedelter Rezeptor ein Duftmolekül erkennt, wird ein Reiz ausgelöst und an das Gehirn weitergeleitet. Nun kann von hier aus eine Reaktion ausgelöst werden – bei Wohlgerüchen z. B. wird der Speichelfluss in Gang gesetzt.

Das können wir im Wald für uns nutzen. Das Schnuppern an einer Handvoll Erde, einem Tropfen Harz, einer aufgebrochenen Kastanie oder an einer voll erblühten Holunderblüte kann ein intensives Erlebnis sein, das uns glücklich macht. Sei es, weil uns der Duft einfach in diesem Moment gefällt oder weil er uns an etwas erinnert. Einen Spaziergang mit den Großeltern in der Kindheit, ein wohliges Wannenbad, frisch geerntetes Gemüse, eine köstliche Pilzsuppe … Kaum steigt uns ein altbekannter Duft in die Nase, sind auch die Emotionen von früher zurück. Das können Gefühle von Geborgenheit, von Verliebtheit oder von Gemütlichkeit sein.

Das Spannende am „Riechkolben" ist, dass er das einzige Sinnesorgan ist, das seine Impulse ohne Umwege direkt ins Gehirn leitet. Das mag einer der Gründe sein, warum unter allen Sinneswahrnehmungen Gerüche die intensivsten, emotionalsten und direktesten Erinnerungen hervorrufen.

Waldaromen wirken

Der Waldkiefer sagen Aromatherapeuten nach, dass das Öl dieses Nadelbaumes die Konzentrationsfähigkeit erhöhen und auch gut gegen körperliche und geistige Erschöpfung eingesetzt werden kann. Der etwas erdigere Duft der Fichte soll helfen, emotionale Blockaden zu lösen. Das ätherische Öl der Weißtanne wirkt schleimlösend und soll bei Frühjahrsmüdigkeit fit machen und gegen Prüfungsangst helfen. Altbekannt und altbewährt ist das ätherische Öl der Latschenkiefer – der Duft hilft bei Bronchitis und erfrischt Körper und Geist. Man weiß von Neuropsychoimmunologen, dass positive Gefühle, wie ein Wohlgeruch im Wald, zu einem besser funktionierenden Immunsystem führen. Zum Beispiel wird die Bildung vom Immunglobulin A (IgA) gefördert. Dieses ist für die Abwehr von Krankheitserregern an den Eintrittsportalen, also zum Beispiel an den Schleimhäuten im Nasen- und Rachenraum sowie im Verdauungssystem, verantwortlich.

Die Nase dient neben dem Schnüffeln aber natürlich auch dem Atmen. Im Schnitt atmet ein Mensch rund 20.000 Mal am Tag. Dabei nimmt man beim Einatmen meist durch die Nase Sauerstoff auf und gibt durch die Ausatmung verbrauchte Luft, Kohlendioxid, ab. Ein ausgeklügeltes System, das uns mit viel frischer Energie versorgen kann. Wer jedoch gestresst und verspannt ist, der atmet oft zu flach und lässt sich damit viel Energie entgehen.

Vielleicht konzentrieren Sie sich direkt nach Betreten des Waldes intuitiv auf den Geruch – erdig, moosig, vollmundig, frisch … Bleiben Sie dann ruhig einmal kurz stehen und schließen Sie die Augen, um noch genauer hinzuriechen und mit der Nase in den Wald „hineinzuschnüffeln".

Jeder Wald riecht natürlich ein wenig anders. Das hängt zum einen von der Witterung, zum anderen von den dort wachsenden Bäumen ab. Manche Düfte riechen frisch und würzig, andere holzig, satt, zitronig.

Nadelbaumwälder duften intensiver als Laubbaumwälder und natürlich spielt auch die Jahreszeit eine Rolle. Schnee verändert das Dufterlebnis genauso stark wie Trockenheit oder Sommerregen. Diese Unterschiede in ein und demselben Wald wahrzunehmen, im „Hauswald" vor der eigenen Haustüre, bereitet Freude und gibt nicht selten das Gefühl, noch mehr mit diesem Fleckchen Erde verbunden zu sein.

Partnerübung: Sherlock-Nase

Bei dieser Übung geht es in erster Linie ebenfalls um die Achtsamkeit – aber sie bietet auch eine gute Möglichkeit, den Geruchssinn zu schärfen. Schließen Sie die Augen und lassen Sie sich von Ihrer Partnerin oder Ihrem Partner verschiedenartige Naturmaterialien vorsichtig unter die Nase halten. Lassen Sie Ihre Nase forschen, seien Sie geduldig mit sich selbst und nehmen Sie sich ausgiebig Zeit. Auch wenn Sie schnell erraten, dass es sich um ein zerriebenes Birkenblatt, ein Stück vermoderte Rinde oder ein paar Tannenadeln handelt, halten Sie die Augen ruhig noch ein wenig geschlossen und riechen Sie einmal bewusst hin. Wie könnten Sie diesen Geruch möglichst genau beschreiben, ist er mit einer Erinnerung verbunden? Wie fühlt sich Ihr Körper an, nachdem Sie den Geruch ausgiebig studiert haben? Öffnen Sie schließlich die Augen und nehmen Sie den Gegenstand in die Hand. Mit einer ausgiebigen Betrachtung beenden Sie bitte diese Übung, bevor Sie mit Ihrer Partnerin oder Ihrem Partner wechseln und Sie mit der Achtsamkeitsübung fortfahren. Sollten Sie allein im Wald unterwegs

An Baumfrüchten riechen

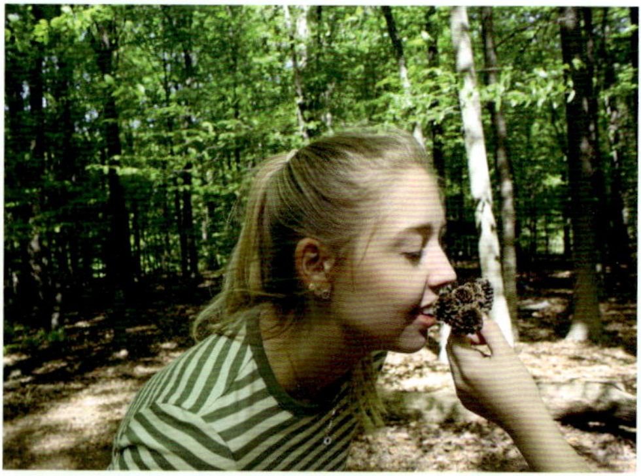

sein, so können Sie, nachdem Sie die Augen geschlossen haben, selbst ein Riechobjekt zur Nase führen und es ausgiebig beschnuppern. Verfahren Sie dann, wie oben beschrieben: Zunächst konzentrieren Sie sich allein auf den Geruch, dann denken Sie darüber nach, ob der Geruch etwas mit Ihnen macht – fühlen Sie sich wohl, entspannt, haben Sie Erinnerungen, die der Geruch auslöst? Mit einer ausgiebigen Betrachtung des Gegenstandes beenden Sie diese Übung schließlich.

Übrigens: Wenn Ihre Nase einmal aufgrund einer Erkältung oder Allergie verstopft sein sollte, hilft ein alter Trick. Ameisensäure in sehr geringen Dosen hilft gegen eine verstopfte Nase. Legen Sie für drei Minuten ein Taschentuch auf einen Ameisenhaufen. Nehmen Sie es vorsichtig herunter und schütteln Sie evtl. noch hängen gebliebene Ameisen wieder herab. Dann halten Sie das Tuch mit etwas Abstand vor die Nase und atmen tief ein – die Nase wird frei!

Wannenbad mit Kiefern- oder Fichtennadeln

Gerade bei Erkältungsbeschwerden kann ein Bad mit diesen Baumnadeln für Linderung sorgen. Die ätherischen Öle helfen dabei, Nase und Bronchien von zähem Schleim zu befreien.

Wenn Sie nicht auf eine gekaufte Badeessenz zurückgreifen wollen, pflücken Sie rund 100 Gramm Kiefer- oder Fichtenzweige. Stellen Sie sicher, dass Sie sie nicht von der giftigen Eibe pflücken. Eine Eibe erkennt man an den flacheren Nadeln und daran, dass sie im Herbst leuchtend rote Früchte trägt. Um sicherzugehen, dass es sich um Kiefer- oder Fichtennadeln handelt, können Sie auch eine Baumbestimmungs-App wie „Baumführer 2“ oder „Baum Id Deutschland“ verwenden.

Zerkleinern Sie zunächst die Nadelzweige und bringen Sie diese mit rund zwei Litern Wasser in einem alten Topf zum Kochen (es können harzige Rückstände im Topf zurückbleiben). Dann bedecken Sie den Topf mit einem Deckel und lassen das Wasser rund 20 Minuten köcheln. Währenddessen lassen Sie ein circa 37 Grad warmes Wannenbad ein. Sieben Sie dann die Nadeln und Zweige aus dem Topf und kippen Sie diese Essenz in das Badewasser. Genießen Sie dieses herrlich duftende Bad für rund 20 Minuten.

Ein deutsches Sprichwort sagt: „Ein gelehrter Bär kommt im Wald nicht weit.“ Er muss schon geschulte Sinne haben, um sich orientieren und überleben zu können. Warum diesen augenzwinkernden Spruch nicht als Anlass nehmen, den Verstand im Wald ruhen zu lassen und ganz Nase, Ohr, Auge und Hand zu sein?

Waldbaden – Interviews

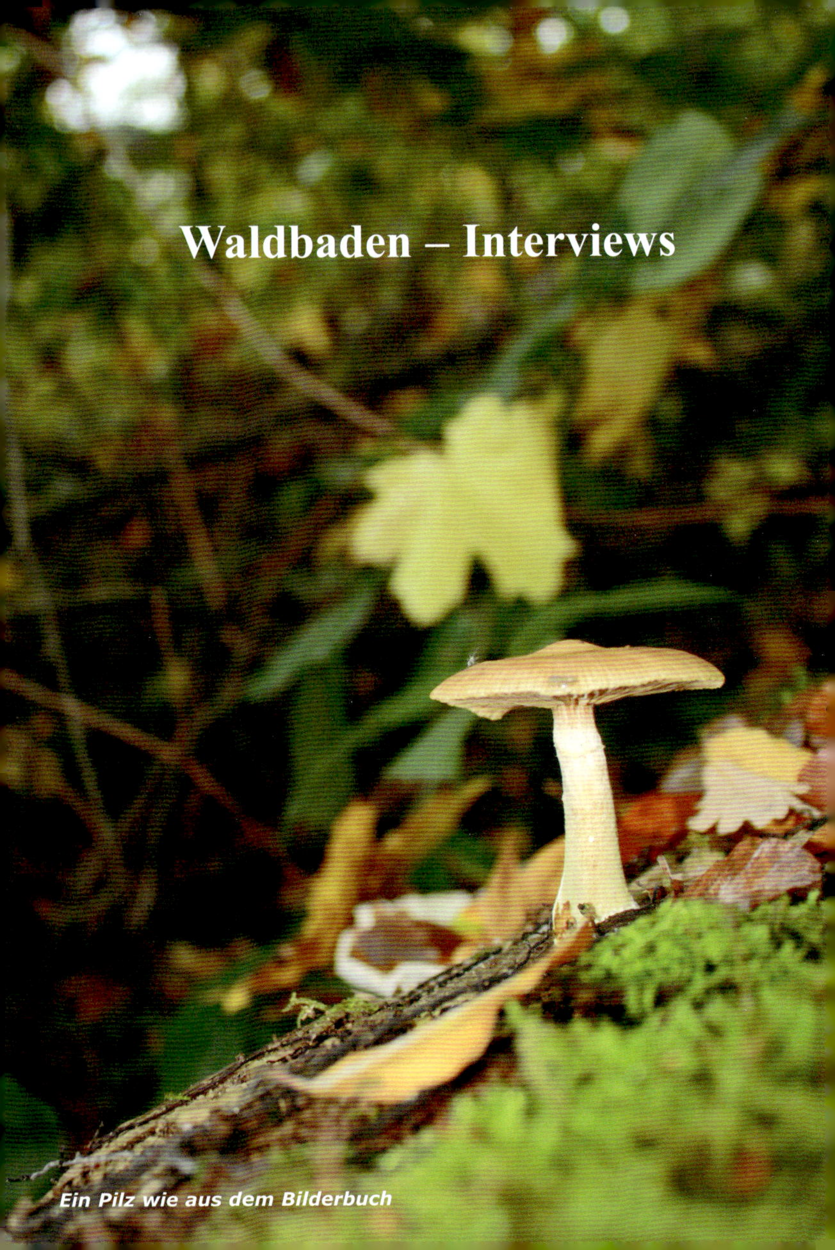

Ein Pilz wie aus dem Bilderbuch

Interview mit einem Waldbade-Guide

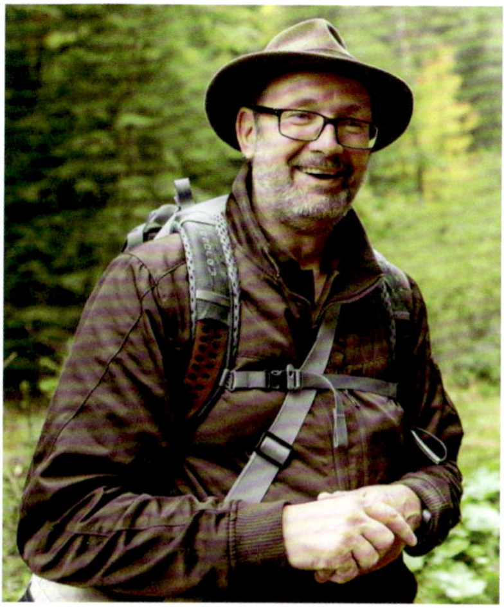

Hermann Schmidt, Waldbade-Guide
(c) Ludolf Dahmen Fotografie

Hermann Schmidt ist 53 Jahre alt und lebt in Köln. Es gibt Menschen, die ihn als „Waldschrat" bezeichnen, Schmidt selbst nimmt die Bezeichnung als Kompliment, denn sie verdeutlicht, in welch enger Beziehung er zum Wald steht. Seinen ganz unterschiedlichen Walderlebnisangeboten ist eines gemeinsam: der Fokus auf die Themen Wald, Mensch, Gesundheit und Nachhaltigkeit.

Lieber Herr Schmidt, wie sind Sie zum Waldbaden gekommen?
Das fing damit an, dass ich beruflich im Marketing große Verantwortung hatte und stark gefordert wurde. Als ich dann die deutlichen Symptome der Midlife-Crisis wahrnahm, stellte ich alles infrage: meine Gesundheit, meine Arbeit ... Und ich stellte mir die Frage: „Wie kann ich mein Leben sinnvoll führen?"

Dann habe ich mir selbst eine Auszeit verordnet, habe mit allem gebrochen und wollte pilgern gehen. Ich habe mich auf den Weg gemacht von Stralsund bis nach Santiago, ein halbes Jahr. Als ich zurückkam, hatte ich dann erst den Plan, Berufspilgern zu machen. Unterwegs hatte ich gemerkt: Die Natur hat was mit mir gemacht. Irgendwas ändert einen unterwegs. Wälder haben während meiner Pilgerwanderung eine besonders große Wirkung auf mich gehabt.

Dann habe ich eine Ausbildung zum Wanderführer gemacht und schließlich vom Shinrin Yoku und von Qing Li, der in Japan dazu forscht, gelesen. Ich habe mich immer weiter reingelesen. Damals gab es hier noch gar nicht so viel Literatur zum Thema. Im Anschluss habe ich dann noch eine Ausbildung zum Gesundheitswanderführer gemacht, um eine gute Basis zu haben, und mich mit anderen europäischen Anbietern ausgetauscht und vernetzt. Im Selbststudium habe ich mich immer weiter und tiefer dem Thema „Achtsamkeit in der Natur" gewidmet. Waldbaden enthält ja Elemente aus ganz verschiedenen Disziplinen. Dann habe ich schließlich verschiedene Kurse gegeben, auch als Gastdozent an der Deutschen Sporthochschule Köln.

Heute gibt es ja ganz verschiedene Ausrichtungen und Ansätze beim Waldbaden – was halten Sie davon?
Es gibt bei Waldbadeangeboten keinen einheitlichen Standard. Ich bin für Vielfalt, solange der Anbieter dem Kunden transparent macht, was ihn erwartet. Ich arbeite zum Beispiel sehr fachlich orientiert. Mir ist wichtig, dass es Untersuchungen gibt, die zeigen, welche positiven Auswirkung das Waldbaden hat.

Es gibt inzwischen auch in Deutschland einige Untersuchungen, die laufen. Die Klinik am Möhnesee untersucht zum Beispiel, wie Traumapatienten durch Waldbaden ein Stück geholfen werden kann. Waldtherapie-Untersuchungen laufen auch auf Usedom im Kur- und Heilwald, diese finde ich sehr interessant und aufschlussreich. Mittlerweile bin ich vom Ideengeber zum festen Partner und Akteur in Deutschlands zweitem Kur- und Heilwald in Lahnstein geworden.

Was treibt Sie an, was motiviert Sie in Ihrer täglichen Arbeit?
Wald und Mensch im Fokus – dafür brenne ich. Ich möchte Menschen mit dem Wald in Verbindungen bringen. Mein größter Wunsch ist es, meine Kunden für den Wald und seine Möglichkeiten zu begeistern. Denn nur was wir lieben, werden wir schützen.

Wie unterscheidet sich Waldbaden für Sie vom „normalen" Waldspaziergang? Die japanische Form des Waldbadens, der Ursprung, bedeutet ja: „in die Waldatmosphäre einzutauchen".
Der größte Unterschied zum Wandern ist das absichtslose Schlendern – beim Wandern geht man ja mit einem Ziel durch den Wald. Wir kennen heute nichts Absichtsloses mehr, beim Spazierengehen ist alles geplant. Nach einer Stunde möchte ich zurück sein, um pünktlich bei Tante Erna zum Kaffee zu sein. Keiner von uns geht einfach zum Nachbarn rüber, wir sind getaktet. So ist unsere Kultur, deshalb kennen wir das Loslassen gar nicht mehr. Dabei tut das so gut!

Klassisches Waldbaden dauert bei mir drei bis dreieinhalb Stunden, dabei legen wir nur circa drei Kilometer Strecke zurück. Es ist kein Durchschreiten,

Vorangehen, sondern ein absichtsloses Sich-treiben-Lassen, ein Schlendern, um den Wald zu genießen. Es ist ein wenig, wie einen Film zu gucken. Es ist sehr, sehr bewusst, eine Verbindung zum Wald zu suchen. Auch beim Wandern, wo man ja permanent in Bewegung ist, komme ich mit dem Wald in Verbindung, aber eben anders.

Diese Verbindung zwischen Menschen und dem Wald ist mir wichtig. Mancher findet das beim Wandern, mancher beim Spazierengehen und mancher eben beim intensiven Waldbad. Die Evolution zeigt, dass wir aus dem Wald kommen. Wir sind alle Wesen des Waldes, wir sind Natur. Diesen Faden haben wir ein bisschen durchgeschnitten, wir bewegen uns fast nur noch in unseren urbanen Räumen.

Wenn jemand sagt: „Ich gehe mal in die Natur" – das ist doch verrückt, der Faden fehlt. Ich finde es schön, wenn es mir gelingt, Menschen ein Stück Zuhause wiederzugeben. Jeder, der Natur mag, der sagt, er findet es schön – diesen Menschen wieder ein Stück näher an sein ursprüngliches Zuhause zurückbringen. Jedem geht es so, der sich ein paar Minuten auf eine intensive Walderfahrung einlässt, sich auf eine Bank setzt und in die Baumkronen schaut.

Dann habe ich schon eine Verbindung zum Wald. Diese Verbindung, dieses Band sollten wir wieder enger knüpfen. Die Erfahrung ist dann ein bisschen so, als wenn Sie lange nicht zu Hause waren, als ob Sie auf einer Bank hinter Ihrem Elternhaus sitzen, da gibt es Ähnlichkeiten. Wald ist für uns ein ganz natürliches Habitat, in gewohnten Gefilden fühle ich mich sicher und wohl. Das hat positive Auswirkungen auf meine Seele und meinen Körper.

Welche positiven Effekte hat das Waldbaden?

Alles, was Qing Li schreibt, ist richtig. Aus eigener Erfahrung kann ich das bestätigen – Botenstoffe im Wald, weiße Blutkörperchen etc. Ich fühle mich so viel besser und werde seltener krank, seit ich viel im Wald unterwegs bin. Das Beste, das ich mitnehme, das ist das positive Empfinden. Ich bin viel ausgeglichener, ein glücklicher Mensch. Das kann natürlich auch daran liegen, dass ich diese Tätigkeit als Beruf ausüben darf (lacht). Ich bin, seit ich viel Zeit im Wald verbringe, zufriedener, schlafe besser, meine Augen sind entspannter – Grün beruhigt wirklich. Ich nehme oft meine Brille ab und merke, dass meine Augen besser werden.

Und es ist wirklich so, wie mal ein Manager in meinem Kurs sagte: „Am dritten Baum links ist der Konflikt einfach nichts mehr wert." Der Wald setzt Dinge in ein anderes Licht, der Wald ist Ideengeber und relativiert viel.

Ich bringe Menschen immer glücklicher aus dem Wald heraus, als ich sie hereingebracht habe. Das bin ja nicht ich, sondern der Wald oder die Menschen selber. Wald macht glücklich, so einfach ist das.

Sind wir heute einfach zu naturentfremdet?
Zurück zum Ursprung, zurück zur Natur finden, ist eine schöne Aussage, ein schönes Kompliment. Es wäre schön, wenn uns viel, viel bewusster wäre, dass wir ein Stück Natur sind, dann würden wir die Mauer dazwischen nicht sehen.

Welche Ausrüstung empfehlen Sie fürs Waldbaden?
Immer mit langen Hosen gehen wegen der Zecken. Bei Barfußübungen sollten Sie sich hinterher nach Zecken absuchen. Sonst braucht man nicht viel, vielleicht eine Kanne Tee, eine Flasche Wasser. Ich gehe nie ohne Hängematte los. Ich weiß, dass es Kollegen gibt, die das komplett ablehnen und die sagen, man muss erdverbunden sein, das ist eine Philosophiefrage. Ich liebe dieses Gefühl, gewogen zu werden, am Baum langsam hochzugucken, und die Hängematte schwingt langsam mit … In einer großen Hängematte zu liegen, das ist ein megabeschützendes Gefühl. Ich mag daran, dass es wie eine Umarmung ist. Man sollte entsprechenden Baumschutz dabeihaben, nur Gurte, keine Bänder, damit die Borke nicht geschädigt wird.

Wenn Sie drei Dinge nennen sollten, die Ihnen am Wald(baden) besonders gefallen, welche wären das?
Das ist erstens das „Gefühl von Heimkommen". Zum Zweiten ist bei mir persönlich jedes Mal der Fokus völlig neu ausgerichtet. Ich habe immer das Gefühl, ich habe eine neue Idee, Probleme verschwinden. Und zum Dritten bin ich sehr dankbar, dass der Wald jedes Mal meine Fantasie wieder anregt.

Gibt es ein ganz besonderes Waldbadeerlebnis, das Sie mit uns teilen würden? Eine Tierbegegnung, ein gerührter Chefmanager, der beschließt, sein Leben komplett zu ändern, ein Computerspielkind, das beschließt, Förster zu werden …?
Ich bin selbst der Chefmanager, der sein Leben geändert hat (lacht). Keiner soll sein Leben ändern. Wenn es gelingt, Menschen im Kontakt zum Wald neue Perspektiven aufzuzeigen, etwas in sich aufzuräumen, das ist besonders. Bei manchen Waldbadenden ist es wie bei mir beim Pilgern: Zwischen Lachen und Weinen vergehen manchmal nur Minuten.

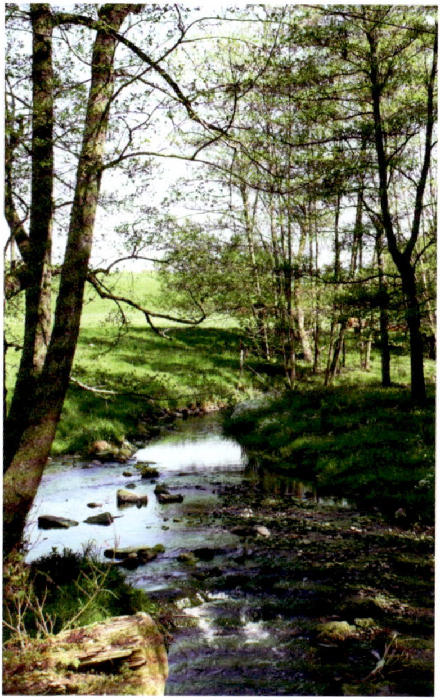
Idyllischer Bachlauf am Waldrand

Eine schöne Türöffner-Übung ist dabei, dass ich meinen Teilnehmern einen „Baum als Freund" schenke. Dabei bitte ich jeden Teilnehmer, sich einen Baum auszusuchen und diesen dann kennenzulernen. Man sollte dabei nur auf sein Bauchgefühl hören. Wo steht er, wie ist die Umgebung, die Nachbarschaft, wie stark ist er verwurzelt, ist er allein, weit verzweigt, wie fühlt er sich an? Wenn jemand merkt, das ist doch nicht der richtige Baum für ihn/sie, kann man natürlich weiterschauen. In dieser Übung reflektiert man automatisch über sich selbst und kommt meist zu neuen Erkenntnissen. Bei einigen Teilnehmern sind das kleine Erkenntnisse, bei anderen kommt eine relativ starke Emotion hervor. Wenn jemand die Verbindung spürt, kann alles passieren. Was ich sehr häufig gehört habe: „In mir hat sich was gelöst." Häufiger kommen Menschen mit Tränen in den Augen wieder. Da spielt sich viel Konfliktbewältigung, Trauer ab …

Das ist überraschend und schön für mich und großartig, wenn man merkt, dass hier eine Verbindung entstanden ist. Das in den Augen zu sehen, ist irre. Wenn man mag, kann man darüber reden. Wer viel durchlebt hat, der teilt das nicht, möchte erstmal selber klar werden. Ich bin dabei nur der Prozessbegleiter und nicht der Therapeut. Das erfasst mich selbst jedes Mal. Waldbaden stößt was an in den Menschen, man bringt ein Steinchen ins Rollen.

Kinder sagen oft, dass der Wald ganz toll ist. Kinder haben einen riesengroßen Vorteil. Wenn ich mit Erwachsenengruppen unterwegs bin, ist eine Übung: Entdecke den Wald wie ein Kind. Dann schaue ich in fragende Gesichter. Erwachsenen ist die Neugier von Kindern oft abhandengekommen. Wie ist es, mit einem

Stock gegen einen Baum zu knallen? Wir überlegen viel zu sehr. Kann ich das Blatt abpflücken, kann ich das zerreiben? Wir können da echt viel von Kindern lernen.

Erst mal ist es bei Kindergruppen immer dieses: „Mist, mein Handy darf nicht mit." Aber nach ein paar Aktionen wird der Wald für die Kids zum Abenteuerspielplatz. Man muss nur sehen, wie man sie in den Wald hineinlässt und mit ihnen besprechen, wie man sich darin bewegt. Ich gebe Aufgaben, die zu Aktionen einladen. Wir bauen einen Ninja-Parcours, dann sind die meisten Kinder sehr schnell sehr begeistert.

Für wen eignet sich Ihrer Meinung nach das Waldbaden am besten?
Für Menschen, die die Natur mögen. Wenn ich keinen Zugang habe, wenn jemand für sich sagt, ich kann mit all dem nichts anfangen, der soll es lassen. Ich will keinen missionieren. Wenn jemand den Wald nicht mag, funktionieren auch die tollsten Übungen nicht.

Wer/welche Zielgruppe profitiert Ihrer Meinung nach am meisten vom Waldbaden?
Jeder auf seine Art ... Kann ich so nicht sagen. Es profitiert vielleicht am meisten der, der es annehmen kann, das muss man vielleicht trainieren, der, der es genießt. Die Hemmschwelle ist bei Frauen geringer, aber Männer sind auch neugierig. Ich frage am Anfang ab, warum sie den Kurs mitmachen. „Meine Frau hat mich dazu eingeladen", ist oft eine Antwort von Männern. Von solchen Menschen hört man am Ende des Waldbades oft etwas sehr Nettes und Überraschendes. Ich habe da wirklich viele positive Erfahrungen gemacht. Das Alter ist übrigens dabei ganz egal. Sowohl junge als auch ältere Menschen, die die Natur grundsätzlich mögen, profitieren in der Regel vom Waldbaden.

Was passiert in Ihren Gruppen, wenn die Menschen ihre erste Waldbadeerfahrung machen?
Ich mache nur sehr wenig öffentliche Führungen, einmal, zweimal monatlich. Die Leute kennen sich da alle nicht. Der Großteil der Gruppen, mit denen ich waldbade, das sind geschlossene Gruppen, das sind Leute, die sich kennen.

Da ich auch eine erlebnispädagogische Ausbildung habe und zertifizierter Waldpädagoge bin, kann ich eine Gruppe gut lesen. Es gibt natürlich Unterschiede von Gruppe zu Gruppe: Die Semiprofi-Fußballtruppe, da geht es auf dem

Platz um Konkurrenz, um Leistung, die Spieler kennen sich vom Training und aus dem Spielen sehr gut. Dann geht es im Waldbaden darum: Wie kann ich zur Ruhe kommen, welche emotionalen Blockaden kann ich im Wald vielleicht loslassen? Waldbaden ist eine sehr intime Geschichte. Bei fremden Leuten mache ich zunächst Kennenlernübungen, die sind nicht standardisiert. Meine Eingangsfrage ist immer: „Menschen im Wald duzen sich, können wir uns untereinander duzen?" Meist ist die Antwort ja, dann ist man sich schon mal ein wenig nähergekommen.

Wenn jemand sehr emotional aus einer Übung kommt, ist es besser, wenn die Gruppe sich nicht so kennt. Der Abteilungsleiter, der stramme Stürmer, mag seine Emotionen vor der Gruppe vielleicht nicht so gern zeigen.

Wie läuft eine Waldbadekursstunde ab?

Zunächst wärmen wir uns zehn Minuten auf, indem wir die Namen der anderen Teilnehmer in lockeren Spielen möglichst oft sagen und uns so einprägen. Das ist ein guter Erstkontakt.

Ich mache nichts, um Kräfte zu steigern. Ich frage den Gesundheitsstatus bei allen ab und ob sie sich sicher fühlen, da wir abseits der Wege unterwegs sein werden. Dann gibt es ein paar Kennenlernübungen und dann entsteht schon wie von selbst gute Laune. Alle sollen erst mal quatschen. Viele kommen aus dem Berufsalltag. Jeder hat einen Tag hinter sich, das muss erst mal raus.

Dann mache ich eine kleine Einführung darüber, was Shinrin Yoku bedeutet, dass es nichts Mystisches ist, sondern aus einer Marketingaktion entstanden ist. Ein klein wenig Sachkunde, es soll keine megaspirituelle Veranstaltung sein. Klassische Achtsamkeitsübungen und eine Atemmeditation sind immer dabei, dann hängt es von der Gruppe ab, was genau passiert, von der Jahreszeit, das ist sehr individuell, je nach Lust und Laune.

Wie viel Zeit sollte man sich für eine Waldbadestunde nehmen?

Das ist natürlich ganz individuell, aber es sollte keinen zu engen Zeitrahmen geben. Beim Wandern ist es ja meist so: vier Kilometer in einer Stunde zurücklegen, fertig. Ich brauche beim Waldbaden vier Stunden für vier Kilometer. Man hält öfter an, der Weg ist nicht immer vorgegeben. Ich schaue mir die Waldstücke natürlich vorher an, aber manchmal ergibt sich aus der Gruppe heraus auch etwas.

Mit welchen Störfaktoren (äußerlich oder innerlich) muss man bei seinen ersten Waldbadeversuchen rechnen?

Mit sich selbst, man steht sich selbst im Weg. Einige Waldbadestunden gebe ich in Leidenhausen. Das ist kein ruhiger Ort: Autobahn, Flugzeuge von oben, Bahn – ich habe erst überlegt, ob ich es dort wirklich machen möchte. Ein Naturschutzgebiet würde sich viel besser anbieten. Ich habe mich dann aber doch dazu entschieden, weil ich es spannend finde, Menschen in die Ruhe zu bringen, auch wenn es laut um einen herum ist.

Wenn die Teilnehmer die Fähigkeiten entwickeln, dass sie trotz des ganzen Lärms immer und überall abschalten können, dann ist viel gewonnen. Es ist schließlich ein Kurs zum Stressmanagement.

Haben Sie einen Tipp, was kann ich machen, wenn mein innerer Schweinehund lieber zu Hause abhängen möchte und ich mich nicht recht aufraffen kann zum Waldbadeausflug?

Beim Waldbaden habe ich keinen Schweinehund. Sie gehen zum Chillen. Waldbaden ist ja alles andere als anstrengend, so empfinde ich Waldbaden. Sie sagen ja auch nicht nein, wenn Ihr*e Partner*in für Sie ein Vier-Gänge-Menü kocht (lacht). Für mich ist das unbezahlbarer Luxus. Ich laufe morgens vor dem Kurs nochmal los, bin für Wegesicherung zuständig, aber das eigentliche Waldbaden selbst ist Luxus.

Wenn Sie drei Argumente für das Waldbaden nennen sollten – warum soll ich mich aufraffen dazu/warum sollte ich Waldbaden einmal ausprobieren –, welche drei wären das?

Das größte Argument: Waldbaden ist Luxus, es steigert das Wohlbefinden.

Den Sportlern sage ich immer, nirgendwo sonst in ihrem Umfeld gibt es noch eine vergleichbare Sache, bei der sie sich so schnell erholen. Wir sind alle auf Leistung getrimmt. Nach dem Sport, der Arbeit, dem Familienmanagement braucht man Erholungszeit. Das trifft ja auf jede Lebenssituation zu.

Ich laufe jeden Morgen fünf Kilometer. Wenn ich mich mal morgens nicht aufraffen kann, dann sage ich mir, dass ich nur zwei Kilometer laufe – heute nur die kurze Runde. Aber unterwegs entscheidet man sich doch für die große Runde, weil es dann doch Freude macht.

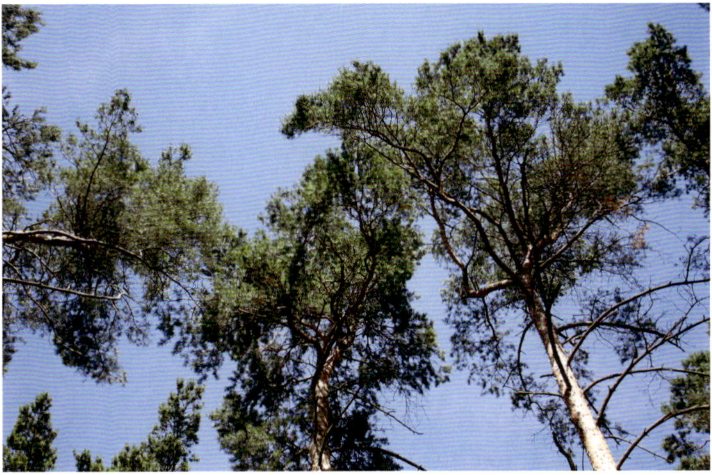

Blick in die Baumkronen eines Nadelwaldes

Was war für Sie selbst das „Schlüsselerlebnis"/das Aha-Erlebnis, die intensivste Erfahrung beim Waldbaden?

Es gibt einfach so viele, ich möchte sie nicht werten. In der Natur habe ich für mich selbst zurück zu Gott gefunden. Es war wie eine Anzahl kleiner Wunder, die einfach passiert sind. Ich habe den Prozess erlebt, zurück zur Natur zu finden. Es hat gedauert bei mir, ich hatte einen langen Pilgerweg Zeit …

Erst als ich angefangen habe, mich mit Waldgesundheit auseinanderzusetzen, bin ich für mich dahintergekommen, dass da ein ganz enges Band ist, das muss ganz klar natürlichen Ursprungs sein. Es ist so schön, das nicht nur zu wissen, sondern auch zu spüren. Es ist wie ein Handy, das man ans Ladekabel steckt …

Wie oft in der Woche sind Sie selbst im Wald?

Sieben Tage – es ist die Ausnahme, dass ich mal nicht im Wald bin! Ich mache ja nicht nur Waldbaden, aber ich habe immer den Wald im Fokus, auch wenn ich mit anderen Gruppen dort bin. Wenn ich alleine gehe, dann liege ich gern, in eine Wolldecke eingemuckelt, in einer Hängematte im Wald und höre, wie der Eichelhäher als Polizei des Waldes meckert. Dann sehe ich oft Leute vorbeischlendern und zu mir rüber lächeln ... So nach dem Motto: „Der hat es gut."

Was hat der Wald mit Ihnen gemacht?
Er hat mich viel glücklicher und viel gelassener gemacht.

Sie bieten verschiedene Kurse an, darunter „Waldbaden zum Stressabbau/Stressmanagement“ und „Waldbaden – Kräfte sammeln für die neue Woche“. Was ist Ihr persönlicher Lieblingskurs?
Das kann man so gar nicht sagen – die verschiedenen Angebote richten sich an ganz verschiedene Zielgruppen. Der Kurs am Freitag, „Stressabbau“, ist nur für Erwachsene. Das Angebot „Kräfte sammeln für die Woche“ startet am Sonntag; der Kurs ist offen für Familien mit Kindern. Das ist ein Kurs, um Familien das zu ermöglichen. Mein Herz schlägt für beide Kurse, wer es kennenlernen will, der soll einen Freitagskurs besuchen.

Haben Sie persönlich einen Lieblingswald zum Waldbaden?
Den gibt es nicht. Ich war jetzt in Monschau mit Übernachtungen im Wald. Die Eifel hat eine hohe Luftfeuchtigkeit. Sie liegen im Baumzelt und gucken auf die Sterne, da hat man das Gefühl, man sei im Märchen. Ganz besonders sind auch in Lahnstein die Kathedralwälder. Das sind Bäume, die im Tal stehen. Sie haben, überzogen ausgedrückt, nur eine Krone, sie streben in die Höhe, um ans Licht zu kommen. Schwarzstörche lieben Kathedralwälder. Diese haben eine ganz andere Magie als zum Beispiel der Eifelwald. In diesem bin ich zum Herbst hin sehr gerne. Wegen der Vielfalt. Aber auch der ausgeprägte Holzduft in Nadelwäldern ist etwas ganz Besonderes. Es ist schwer zu sagen, alles hat seinen Reiz. Jeder Wald ist auf seine Art einzigartig.

Reisen Sie gezielt zu besonderen Wäldern und wenn ja, welche Sehnsuchtsorte gibt es für Sie in Sachen Waldbaden?
Ich war vor zwei Jahren in Riga. Im Osten gibt es ein paar Parzellen mit sehr viel Urwald, in Deutschland hingegen keinen Zentimeter mehr. Der Urwald ist hierzulande verschwunden. Jeder Wald bei uns war mal abgeholzt, vor Jahrzehnten oder im ausgehenden 18.-19. Jahrhundert. An dieser Stelle möchte ich gerne auf Carl von Carlowitz verweisen – sozusagen der „Erfinder“ der Nachhaltigkeit. Sein Motto: Nicht mehr Bäume holzen, als wir nachpflanzen können. Er kam aus dem Bergbau, brauchte Holz und war deshalb weitsichtig. Mich interessieren keine Exoten. Was ich besonders kraftvoll finde, sind alte Bäume, z. B. die Douglasie

„Waldtraut vom Mühlenwald“, Deutschlands derzeit höchster Baum mit circa 65 Metern, in Freiburg. In Düsseldorf gibt es 280 Jahre alte Buchen oder alte Gerichtseichen. Die suche ich gern auf, die finde ich spannend. Aber es schlagen noch andere Herzen in meiner Brust.

Ich mag Geschichten, ich könnte zu jedem Baum eine Geschichte erzählen. Was ist da passiert? Bei einer alten Eiche bricht die Krone ab und dann entsteht eine Sekundärkrone. So ein Baumleben ist ja echt lang, wir sehen ja immer nur Miniausschnitte. Wenn man mal überlegt, was der schon erlebt hat: Kopf weggebrochen, man sieht einzelne Wunden, Pilzbefall, trotzdem ist es ein guter Baum. Es können 30-40 % eines Baumes weg sein und er lebt trotzdem noch. Dann werde ich ehrfürchtig, wenn ich vor einem 200 Jahre alten Baum stehe, der schon zwei Weltkriege erlebt hat, das ist spannend. Interessant ist, dass auch Leute, die keine Erfahrung haben, sagen, der Baum da, der hat was Besonderes. Ich mag aber auch meine Heimatwälder sehr. Hier ist mein Wald, hier ist mein Zuhause, es muss jetzt kein Mammutbaum sein.

Sie bieten auch besondere Erlebnisse an: Übernachten im Baumzelt – beschreiben Sie bitte kurz, was man dabei erleben kann.

Wenn man das einmal gemacht hat, möchte man nichts anderes mehr! Wenn ich die Gelegenheit habe, das zu machen, dann mache ich das immer. Im Sommer schlafe ich nicht in der Jugendherberge, sondern zwei bis drei Wochen im Baumzelt, das ist sehr komfortabel. In der Hängematte wird es irgendwann unbequem, im Baumzelt ist das anders. Diese sind strammer gespannt, ich kann vernünftig darin liegen. Isomatte rein, fertig ist das „Nest“. Ich hänge es gern rund zwei Meter über dem Boden auf, weil mich das Schwarz- oder Rotwild nicht mehr wahrnimmt, es läuft unter einem her. Es kann einem passieren, dass gefühlte drei Meter neben mir ein Hirsch rumschreit. Der weiß, irgendwas stimmt nicht, kann es aber nicht einordnen. Für mich sind das tolle Erlebnisse, verbunden mit drei Bäumen, man kriegt ja auch die Schwingungen mit. Die Zelte, mit denen ich arbeite, haben eine dreieckige Fläche, Moskitonetz drüber, bei Bedarf ein Regencover – wenn man morgens aufwacht, schaut man direkt ins Blätterdach. Um vier, fünf Uhr ist im Hochsommer schon richtig Randale im Wald, gegen sechs wird es noch mal ruhig ... Ein herrlicher Start in den Tag! Man hat wirklich das Gefühl, zwischen den Bäumen und über allen Dingen zu schweben.

Sie leben in Köln, ich im Ruhrgebiet – trotz aller Vorurteile bieten beide Ballungsräume hervorragende Möglichkeiten zum Walderleben. Findet man überall einen geeigneten Wald, reicht vielleicht auch nur der Stadtpark um die Ecke zum Waldbaden? Oder sollte man rausfahren, in einen „echten" Wald, um richtig waldbaden zu können?
Was ist ein echter Wald? Darüber lässt sich philosophieren. Ich glaube, dass es sehr, sehr wichtig ist, dass man es trainiert, dass man es übt, das Waldbaden. Ich würde im Stadtpark nicht Waldbaden machen, aber einen achtsamen Spaziergang, der dem schon nahekommt. Im Stadtpark kann ich mich auch mit Natur verbinden. Ich habe aber Orte, wo ich ganz für mich bin. Aber wenn wir auf die Effekte des Waldbadens kommen, die physischen, die kann ich im Stadtpark auch haben. Wenn ich mich dort aufhalte, mit gutem Baumbestand, dann ist dort die Luft gleich viel besser. Ich finde aber schon, dass es beim Waldbaden hilfreich ist, etwas abseits vom Weg zu sein. Das ist aber sehr von der eigenen Persönlichkeit abhängig.

Auf Ihrer Website geben Sie Tipps für Waldbaden ohne Guide – wer sollte eher einen Kurs besuchen, wer kann es allein versuchen?
Man kann das schon gut alleine hinbekommen. An einem geführten Waldbad teilnehmen, halte ich für sinnvoll, um eine grundsätzliche Idee davon zu bekommen. Man sollte auf jeden Fall vorher einmal mit dem Anbieter Kontakt aufnehmen, um zu erfahren, was ist das für eine Person, tickt die wie ich. Am besten vorher informieren, ob mich das anspricht, nicht nur vom Titel ausgehen. Ich habe auch Teilnehmer, die öfter mitgehen, weil sie die Anleitung mögen.

Wie sehen Sie die Zukunft des Waldbadens?
Im Moment wird das Label Waldbaden manchmal absurd geführt. Das Waldbaden wird sicherlich noch verrückte Blüten treiben. Wenn man etwas Zertifiziertes haben wird in Zukunft, dann im Bereich der Waldtherapie, mit Therapeuten mit Heilzulassung. Das setzt professionelle Diagnosen voraus.

Sollte jemand zukünftig eine Ausbildung zum „Leiten von Waldbaden" absolvieren wollen, sollte er darauf achten, dass das Zertifikat ein staatlich und von Krankenkassen anerkanntes Zertifikat ist. Das gibt es derzeit (Stand Oktober 2020) noch nicht! Es wird in Zukunft viel passieren, besonders im Bereich der Waldtherapie. Die Ärzteschaft in Kur- und Heilwaldbetrieben beschäftigt sich mit dem Thema. Hier werden neue Standards festgelegt werden und auch, welche Voraussetzungen erfüllt werden müssen, um in einem ausgewiesenen Kur- und Heilwald zu arbeiten.

Ich würde mir für das Waldbaden wünschen, dass es in zwei Jahren neben dem Wanderführer im Wanderverein auch einen Waldbade-Guide gibt. Wenn die Vereine das als eine ihrer Leistungen mit aufnehmen, dann kann das Waldbaden jeden erreichen. Man kann für einen „Fünfer" oder eine kleine Spende viel für sein Wohlbefinden und seine Gesundheit tun.

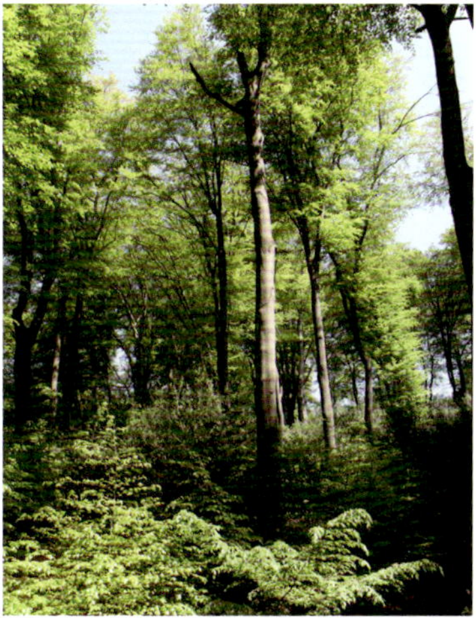

Wunderschöner Wald

„Waldbaden hat mein Leben verändert" – eine Waldbade-Anhängerin berichtet

Isabell B. (57) aus R. ist als berufstätige Mutter voll eingespannt. Ihre Tätigkeit als Lehrerin, die sie ursprünglich als bereichernd und sinnvoll empfunden hat, zehrt immer mehr an ihren geistigen und körperlichen Reserven. Waldbaden praktiziert sie seit drei Jahren und sagt, dass es ihr Leben ins Positive verändert hat.

„Irgendwann schnürte ich meine bequemsten Schuhe und trat vor die Tür mit der festen Absicht, den ganzen Trubel des Alltags hinter mir zu lassen. Ich war in der Bibliothek zufällig auf ein Shinrin-Yoku-Buch gestoßen und hatte dann immer mal wieder zufällig etwas in Zeitschriften dazu gelesen. Mein erster Waldbadetag war ein Sonntag und ich hatte nichts mehr vor, außer für die anstehende neue Woche neue Kraft zu tanken.

Ich beschloss, meine Uhr zu Hause zu lassen, mein Handy zwar mitzunehmen, aber auszustellen, und sagte meiner Familie, dass ich vor dem Abendessen wieder zurück sein würde. Vor mir lag ein ganzer Nachmittag. Was für ein Luxus.

Kein Gehetze, kein Termindruck, niemand, an dessen Tempo ich mich orientieren musste, niemand, dem ich zuhören musste. Ich hatte einfach nur Zeit für mich.

In meiner Gegend gibt es einen sehr schönen, breiten Fluss. Ich schlenderte zunächst absichtslos am Ufer entlang, bog aber bei der ersten Gelegenheit in den Wald ab und ließ mich einfach treiben. Mein Tempo, das von Dauerstress geprägt war, musste ich erst mal drosseln. Das war nicht so einfach umzusetzen.

Automatisch wollte ich wieder Leistung zeigen und schnell gehen, um möglichst viel Wegstrecke hinter mich zu legen und möglichst viele Kalorien zu verbrennen. Als ich mir aber in Erinnerung rief, dass es beim Waldbaden gar nicht um Leistung oder Sport geht, verlangsamte ich meine Schritte zu einem fast schmerzhaften Schneckentempo.

Ich konzentrierte mich, jeden Schritt achtsam wahrzunehmen und bewusst zu setzen. Ich blieb immer wieder stehen, wenn ich merkte, dass „die Pferde wieder mit mir durchgingen“, und fand bald einen Baumstumpf, der etwas abseits des Weges lag und mich irgendwie regelrecht einlud, mich darauf niederzulassen. Ich legte meinen Schal als Polster unter meinen Po, weil ich schon ahnte, dass ich von diesem schönen Platz nicht so schnell wieder aufstehen würde. Die Sonne schien mir ins Gesicht. Ich schloss die Augen. Ich hörte den leichten Wind in den Baumwipfeln rauschen. Ein Vogel rief in den Wald hinein.

Mich überkam ein seltenes Glücksgefühl. Weil ich mir Zeit und Aufmerksamkeit schenkte, aber auch, weil mich der erdige Duft nach feuchtem Moos und moderiger Erde schlagartig in meine Kindheit zurückversetzte. Ich hatte eine sehr glückliche Kindheit auf dem Lande – mit meinen Geschwistern und Kindern aus der Nachbarschaft haben wir die Nachmittage und Ferientage immer draußen verbracht und gebuddelt, gepflanzt oder in Pfützen rumgestochert. Wir waren frei und kannten weder Zeit, noch froren oder schwitzten wir. Wenn wir zum Abendessen gerufen wurden, dann waren wir für einige Stunden ganz abgetaucht und im Hier und Jetzt gewesen. Ich merkte da auf meinem kleinen Baumstammthron, dass ich dieses Gefühl viel zu lange nicht mehr gefühlt hatte. Immer wollten alle irgendetwas von mir, das Handy piepste, die Konferenz begann, die Kartoffeln mussten abgegossen werden, der Handyvertrag gekündigt, der Schornsteinfeger angerufen und die Steuererklärung fertig gemacht werden.

Einer der gesundheitlichen Effekte, die ich nach meiner ersten Waldbadeerfahrung spürte, war, dass ich schlummerte wie ein Baby. Ich hatte bewusst eine Stunde vor dem Schlafengehen nicht mehr auf das Handy geguckt, es rechtzeitig für die Nacht auf Flugmodus gestellt und mir statt eines sonntäglichen Gläschens Rotwein einen Lindenblütentee gemacht, den ich ganz bewusst mit Blick in den Garten und einem ordentlichen Löffel Honig gelöffelt habe.

Ich hatte mir noch mehr Gutes getan und ein Wannenbad (das erste seit gefühlt zehn Jahren!) mit ein wenig Latschenkiefernöl gegönnt. Ich schlief schneller ein an diesem Abend und schlief durch, ohne nachts aufzuwachen und Probleme von der Arbeit zu wälzen. Entsprechend ausgeruht und rosig fühlte ich mich am nächsten Morgen.

Dass dieser Waldbadeausflug nicht der Einzige bleiben würde, war da schon längst beschlossene Sache für mich. Schließlich konnte ich den immer einbauen. Ich musste keine Sportstudioöffnungszeiten beachten und auch nicht erst nach einer Freundin rumtelefonieren, die sich mit mir aufs Rad schwang. Ich brauchte einfach nur die Schuhe und die Jacke anziehen und konnte es auch in der Umgebung meiner Arbeitsstätte und im Urlaub immer einfach einbauen.

Dass es nichts kostete, das kam als kleiner Bonus für mich als alleinerziehende Mutter noch obendrauf. Außerdem muss ich auch zugeben, dass ich mich zu normalen Verabredungen, zu meinem Rückenkurs und zu anderen sportlichen Aktivitäten, immer schlechter aufraffen konnte. Wenn ich völlig ausgemergelt auf dem Sofa saß und an Waldbaden dachte, dann wusste ich: Das schaffe ich. Ich muss nur Schuhe anziehen und langsam Richtung Wald gehen. Mein Motivationsmantra wurde mit der Zeit: „Es ist mir hinterher noch nie schlechter als vorher gegangen." Oder: „Das wird mir guttun."

Ich belächelte mich teilweise selbst, dass ich einen Aufenthalt im Wald als Belohnung sah und mir dieses einfache Vergnügen so guttat wie kaum eine andere Aktivität. Ich konnte Dinge so nehmen, wie sie sind, ohne sie bewerten oder ändern zu wollen, und ganz bei mir bleiben.

Mein Umfeld zog oft die Augenbrauen hoch, wenn sie von Shinrin-Yoku hörten, und hielten es einfach für einen kurzlebigen Modekram. Irgendwie konnte ich auch nur schwer erklären, was das Waldbad vom Spazierengehen unterschied und so ließ ich es einfach mit der Zeit sein, anderen davon zu erzählen. Meine „Krafttankstelle" wollte ich mir nicht kaputt machen lassen. Mein ganz nahes Umfeld nahm meine Waldbadeaktivitäten sowieso für voll, weil sie ja mitbekamen, wie viel geerdeter und aufgeräumter ich jedes Mal wieder zurückkam. Meinen Baumthron habe ich nicht zum festen Bestandteil meines Waldbadenrituals gemacht. Ich genieße so sehr das Gefühl, dass es keine Regeln gibt, dass ich mich ganz treiben lassen kann, und so gehe ich auch manchmal abseits der Wege ein paar Schritte in den Wald hinein, lasse mich vom Wind treiben oder vom Blick in die Baumwipfel. Was mir aber jedes Mal sehr hilft, meine „Sinne mit dem Wald zu verknüpfen", wie es so schön in den Ratgebern heißt, ist, dass ich sehr, sehr langsam gehe und nach den vielleicht ersten hundert Schritten stehen bleibe und ein paar Minuten nur meinem Atem nachspüre. Ich stelle mir dann vor, dass frische Luft in mich einströmt beim Einatmen und ich beim Ausatmen graue, olle, verbrauchte, abgestandene Luft ausatme. Damit ich mich ganz darauf konzentrieren kann, stelle ich mir vor, dass sich in meinem Brustkorb mit der Einatmung ein kugelrunder, warmer, softer Gymnastikball aufbläst und er locker in sich zusammenfällt beim Ausatmen.

Mit der Zeit gelang es mir sogar, mich in stressigen Situationen gedanklich in den Wald zurückzubeamen. Ich brauchte nur auf meine Atmung achten und so kam vor mein inneres Auge gleich ein Bild, das sich mein Gehirn irgendwie beim letzten Waldbad gemerkt zu haben schien: Besonders gefärbte Blätter, ein Stück Rinde, dessen Kerben ein besonders schönes Muster hatten, oder ein Käfer, der über den Weg lief. Und das half mir auch recht oft schon, scheinbar stressige Situationen ein wenig „runterzuordnen". Der Atem wurde ruhiger und ich fühlte mich in der Warteschlange an der Kasse nicht mehr so gehetzt oder dachte nicht mitten in der Konferenz noch ans Einkaufen oder an den Klausurenstapel. So gesehen hat mir Waldbaden auf gleich zwei Arten geholfen, mit Stress besser umzugehen. Zum einen habe ich meine wertvollen Waldbadestunden fernab vom Alltagsstress, zum anderen nehme ich die Waldbadeerfahrung mit in die stressigen Situationen und kann diese gelassener nehmen und leichter in einen größeren Zusammenhang einordnen.

Wenn ich nach der Atemübung wirklich im Wald angekommen bin, dann lasse ich gerne meinen Blick ganz bewusst an einem einzelnen Baum entlangwandern. Ich schaue mir das Muster an, dass seine übereinanderliegenden Blätter vor dem Himmel bilden, ich gucke genau, wie er verwurzelt ist, und manchmal lege ich auch eine Hand auf den Stamm und beobachte, wie sich das anfühlt. Nicht selten überkommt mich beim Baum-Betrachten ein Gefühl, etwas viel Größerem gegenüberzustehen. Ich bin nicht besonders esoterisch veranlagt, aber wenn ich mir diese riesige Pflanze anschaue, die schon zwei Weltkriege, einige Ehedramen, Pleiten, Pech und Pannen in ihrer Lebenszeit erlebt hat, die diesen Dingen einfach standgehalten hat und aufrecht dastand, als sei nur ein kleiner Wind gegangen, dann kommen mir meine Sorgen und Probleme oft viel kleiner vor. Sie schrumpfen in ihrer Bedeutung praktisch dahin. Manchmal muss ich dann an den Spruch „Wer beruflich viel mit Menschen zu tun hat, lernt viel, zum Beispiel wie man eine einsame Hütte mitten im Wald baut" denken und über diesen Witz in mich hineinlächeln.

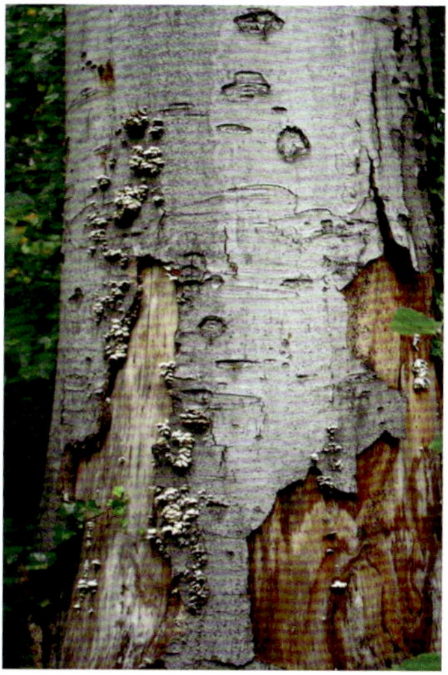

Details eines Baumstamms

Und außerdem tröstet es mich irgendwie, dass da etwas so Schönes vor mir steht, ich kann dann viel optimistischer sein und tröste mich an der Schönheit. Es scheint, als hätte alles einen Sinn, die Form der Blätter, die Kraft der Sonne, und das kann ich mit etwas Glück auch in mein Leben übertragen. Wenn ich Nöte empfinde, dann kann ich versuchen, diese als Möglichkeit zu sehen, mich weiterzuentwickeln, ihnen also Sinn beizumessen. Das hebt den Blick und schützt vor Verzweiflung. Also wem das zu kompliziert klingt, ich kann dann auf einmal ganz klar über das Alltagsgrau hinweggucken und glaubhaft zu mir sagen: Die Welt ist schön!

Ich habe auch das Gefühl, dass meine Haut sich verbessert hat. Durch die Luft in geschlossenen Räumen in der Schule oder auch in Bussen und Bahnen war meine Haut oft total ausgetrocknet und juckte und zeigte Rötungen im Mund-Nasen-Dreieck. Durch die frische Luft und bestimmt auch durch die entspannende Wirkung des Waldbadens sehe ich viel rosiger aus, meine Haut rötet sich nicht mehr so schnell und nicht mehr so stark.

Mein Rücken dankt mir das regelmäßige Waldbaden auch. Ich achte immer darauf, dass ich leichte Jacken trage, also keine schwere Lederjacke oder so. Eine flauschige Fleecejacke ist viel besser, sie muss aber so schmal geschnitten sein, dass meine Arme locker neben mir baumeln können, ohne dass die Ärmel zu sehr daran scheuern. Ich brauche Bewegungsfreiheit. Deshalb nehme ich auch nie eine Tasche mit. Schlüssel und Handy kommen in die Jackentaschen.

Manchmal, wenn ich aus dem Wald zurück nach Hause gehe, fühlt es sich an, als hätte ich einen schweren Rucksack abgeschnallt, den ich den ganzen Tag mit mir rumgetragen und dann zwischen den Bäumen zurückgelassen habe. Das liegt aber wohl einfach daran, dass ich die Schultern lockerlassen kann, ich trage im Wald keine Verantwortung wie im Beruf oder zu Hause bei der Familie, wo ich zwischen Wäsche, Küche und Hausaufgabenkontrolle auch noch den Papierkram im Blick haben muss.

Da mein Tinnitus sich auch zuverlässig mit dem Ansteigen des Stresslevels meldet, habe ich irgendwann bemerkt, dass es auch mit der angespannten Schulter- und Nackenmuskulatur zusammenhängt. Der Hörnerv scheint einfach irgendwie durch die verkrampften Muskeln „abgewürgt" zu werden. Nach dem Waldbaden habe ich oft Ruhe vor diesem nervigen Ohrgeräusch. Vielleicht liegt es aber auch daran, dass die Geräusche im Wald so schön gedämpft und voraussehbar sind. Kein Schüler, der neben mir die Tür ins Schloss knallt, keine quietschenden Straßenbahnschienen, keine akustische Dauerberieselung wie im Supermarkt. Um das Rauschen der Blätter in all seinen Nuancen wahrnehmen zu können, muss man die Ohren schon ganz schön spitzen, und der Aufprall einer herabsausenden Eichel auf dem weichen Waldboden ist auch eher ein sanftes „Klong" als ein Knall.

Am Anfang habe ich mir öfter mal Gedanken um meine Sicherheit im Wald gemacht, aber schon bald kannte ich die Wege, das Unterholz, die Abkürzungen zur Straße und vor allem die anderen Waldbesucher, oft Hundebesitzer, so gut, dass ich mich immer sicherer fühlte. Außerdem sage ich meiner Familie Bescheid, in welchem Wald ich mich aufhalte. Es hat sich so eingespielt, dass ich nach zwei Stunden zurückkehre. Manchmal reicht auch weniger Zeit, aber dann fühlt es sich nicht mehr so luxuriös, so als Geschenk an mich selbst an. Komischerweise fühle ich mich in der Weite und Größe des Waldes geborgen.

Wenn ich im Urlaub bin, dann erkundige ich mich bei der Tourismusinfo nach guten Spaziermöglichkeiten im Wald und entscheide mich fürs Erste für beliebte und gut frequentierte Wanderwege, bis ich mich sicher fühle. Mit jemand anderem Waldbaden zu praktizieren, kommt für mich nicht richtig infrage. Ich kenne mich gut genug, um zu wissen, dass ich dann doch eher Rücksicht auf meine Begleitung nehmen würde und ihr die Wahl des Weges oder Rastplatzes überlassen würde. Aber darum geht es für mich auch ganz essenziell: Dass ich wählen kann und auf nichts und niemanden Rücksicht nehmen muss.

Umständliche Abstimmungsprozesse, so habe ich bei der Arbeit gemerkt, sind ein Faktor, der den Stresspegel bei mir ordentlich anschwellen lässt.

Seit ich „zur Natur zurückgefunden" habe, was ja witzig ist, denn ich bin ja selber mit Haut und Haar eigentlich Natur, habe ich auch viel mehr Lust, mich gesünder zu ernähren. Die Tüte Chips als Trost für einen stressigen Arbeitstag kann ich mir viel öfter verkneifen. Ich denke dann, dass der wahre Luxus doch eher das ist, was ich selber geerntet habe. Ich weiß, dass der Holunder, den ich zu Saft verarbeitet habe, und dass die Lindenblüten, die ich mir zum Tee aufgieße, unbehandelt sind, und der Genuss ist doppelt so groß. Auch, weil ich weiß, wie viel Liebe und Arbeit und Zeit ich darein investiert habe.

An Pilze habe ich mich noch nicht herangetraut, wer weiß, vielleicht gucke ich mal, ob ich irgendwo einen Bestimmungskurs finde. Meine Brombeermarmelade ist leider nicht so gut gelungen, aber ich esse sie trotzdem, auch wenn sie fast vom Brötchen herunterfließt. Sie schmeckt nämlich besser als die Supermarktvariante. Vielleicht bin ich deshalb auch viel seltener erkältet. Bessere Ernährung und das Trainieren meines Immunsystems helfen hier bestimmt, Schnupfen und Husten vorzubeugen. Und dann sicher auch die Tatsache, dass ich bei Wind und Wetter mindestens einmal, am liebsten zweimal in der Woche zum Waldbaden aufbreche. Ich habe gelesen, dass das eine sehr gesundheitsfördernde Wirkung hat, sich Wind und Wetter auszusetzen. Meine Kleidung habe ich nach und nach perfektioniert und inzwischen schaffe ich es so gut, die richtigen Klamotten je nach Wetterlage auszusuchen, dass ich weder friere noch schwitze. Wie ich dabei aussehe, das ist mir herzlich egal – und das ist auch ein Teil des Genusses, dass ich auf das Urteil von außen im Waldbademodus entspannt pfeifen kann!"

Waldbaden für Einsteiger – eine Anleitung

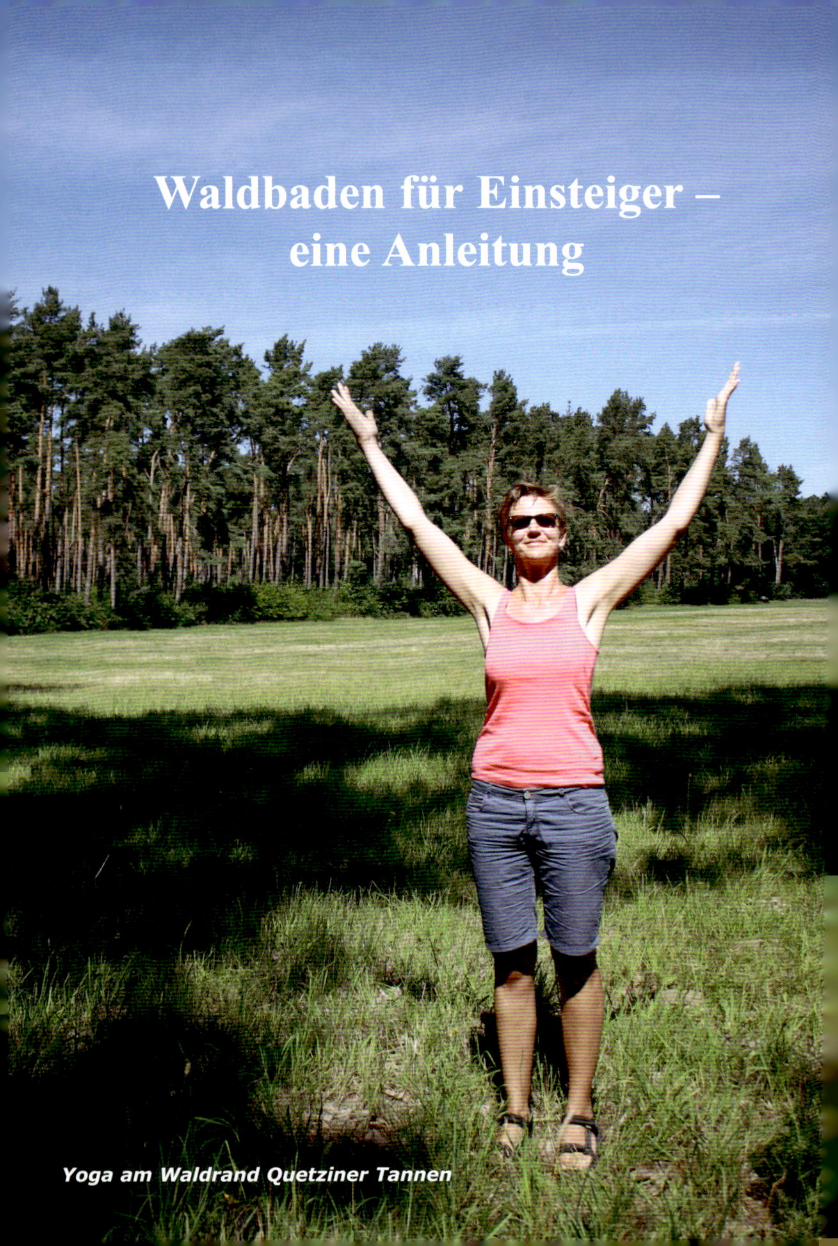

Yoga am Waldrand Quetziner Tannen

Die gute Nachricht gleich am Anfang: Waldbaden kann jeder! Es ist kein Sport, kein Joggen, kein Wandern, es ist ein wohltuender Aufenthalt in einer Umgebung, die Körper und Geist guttut und neue Energie schenkt. „Shinrin Yoku ist wie eine Brücke", sagt Dr. Quing Li, der zu den führenden Waldbadeforschern gehört. „Wenn wir unsere Sinne beim Waldbaden öffnen", dann „überbrückt es die Kluft zwischen uns und der Natur". Wahrscheinlich gehören Sie schon zu den Menschen, die gerne und regelmäßig in der Natur und im Wald spazieren gehen. Sonst hätten Sie vielleicht nicht zu diesem Buch gegriffen. Das ist schon mal ein sehr guter Anfang! Damit aus Ihrem nächsten Spaziergang ein Waldbad wird, ist es wichtig, ein paar Dinge zu beachten.

Im Wald ankommen

Schalten Sie als Erstes Ihr Mobiltelefon auf Flugmodus. Versuchen Sie, Ihren Alltag, Ihre Gedanken und Sorgen am Waldrand zurückzulassen. Beginnen Sie, langsam, sehr langsam loszugehen und beobachten Sie dabei Ihren Gang, ohne ihn zu beurteilen. Versuchen Sie, so langsam und behutsam zu gehen, dass das Gehen fast lautlos geschieht. Schlendern Sie lautlos wie ein Indianer rund fünf Minuten in den Wald hinein. Was machen die Arme, wie fühlen sich meine Schultern an, wie setze ich die Füße auf den Boden? Versuchen Sie eine für sich angenehme Art des Gehens zu finden, indem Sie ein bisschen locker ausprobieren, was guttut und sich richtig anfühlt. Beenden Sie diesen „Einzug" in den Wald, wenn Sie eine für sich passend erscheinende Stelle, ein nettes Fleckchen auf einer Lichtung, neben einem Dickicht oder unter einer imposanten Buche gefunden haben.

Erst mal tief durchatmen

Den Rahmen jedes Waldbads sollte eine einleitende und eine abschließende Atemübung bilden. Diese kann ganz einfach im Sitzen oder Stehen oder auch Liegen durchgeführt werden, je nach Lust und Laune und je nachdem, was der Waldplatz, den Sie sich ausgesucht haben, für Möglichkeiten bietet.

Mit Ihrem Atem haben Sie einen direkten Zugang zu Ihrem zentralen Nervensystem. Deshalb ist es so wichtig und lohnenswert, sich mit seinem Atem zu beschäftigen.

Schließen Sie zunächst die Augen. Atmen Sie tief durch die Nase ein und versuchen Sie, den Brustkorb beim Einatmen sanft auszudehnen. Atmen Sie dann durch die Nase oder den Mund, je nachdem, was Ihnen angenehmer erscheint, wieder aus. Manchen hilft das Bild von einem Luftballon, der sich im Inneren des Brustkorbes beim Einatmen weitet und beim Ausatmen wieder in sich zusammensinkt. Beobachten Sie Ihren Atem, ohne ihn zu bewerten.

Schließen Sie dabei die Augen und lassen Sie die Schulterblätter bewusst nach unten gleiten. Sollte Ihnen das schwerfallen, so ziehen Sie Ihre Schultern einmal bewusst ganz nach oben Richtung Ohrläppchen und lassen diese dann ganz nach unten sinken. Merken Sie sich dieses entspannte Gefühl und versuchen Sie, es beizubehalten. Atmen Sie weiter ganz ruhig und in Ihrem eigenen Atemtempo für rund fünf Minuten ein und aus.

Sich langsam treiben lassen

Versuchen Sie, wenn Sie nach der Atemübung weiterschlendern, keiner durch einen Wanderweg oder eine Beschilderung vorgegebenen Richtung zu folgen. Lassen Sie sich vielmehr langsam durch den Wald treiben und rufen Sie sich in Erinnerung, dass Sie gar nichts müssen. Sie müssen weder eine bestimmte Strecke zurücklegen noch mit jemand anderem Schritt halten noch irgendwo ankommen. Stellen Sie sich ein Wannenbad vor, schließlich nehmen Sie ja ein Waldbad. Sie „hängen" einfach darin ab und genießen das wohlige Gefühl des Badens.

Innehalten im Wald

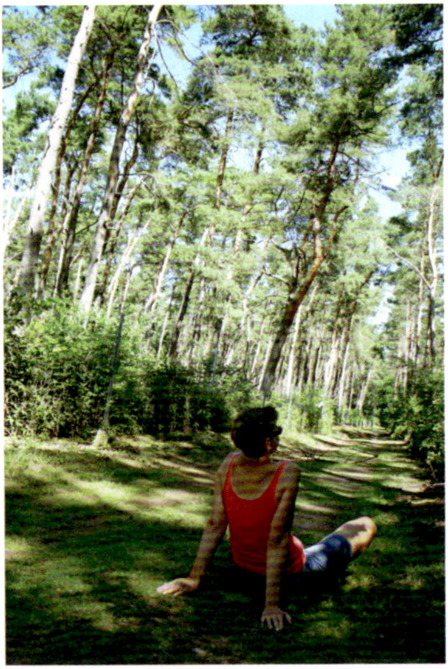

Vielleicht gibt Ihnen Ihr Bauchgefühl den Weg vor oder der Wind treibt Sie in eine bestimmte Richtung. Wenn Ihnen etwas Bestimmtes ins Auge fällt, betrachten Sie es, wenn ein Geruch Sie interessiert, gehen Sie in die Knie und forschen Sie diesem nach. Bleiben Sie stehen, wann immer Sie etwas Interessantes sehen, hören, riechen oder wann immer Sie einfach Lust auf ein Päuschen haben.

Die Sinne mit dem Wald verknüpfen

Öffnen Sie sich und Ihre Sinne beim Schlendern für den Wald. Verbinden Sie sich mithilfe von Ohren, Augen, Tastsinn und Ihrer Nase mit der Natur. Tauchen Sie, bildlich gesprochen, sinnlich in den Wald ein. Gönnen Sie Ihren Augen nach Ihrer Ankunft im Wald zunächst ein paar Minuten Aufmerksamkeit. Was sehen Sie? Welche Form spricht Sie an, welche Farben erkennen Sie?

Dann atmen Sie ein paar Mal bewusst durch die Nase ein – was riechen Sie? Wie riecht der Wald, der Boden, die Luft heute? Nehmen Sie gerne ein paar Blätter, einen Stock oder Stein vom Boden auf und fühlen Sie hin: Wie leicht oder schwer ist der Waldgegenstand, wie kalt oder nass? Lassen Sie Ihren Gedanken freien Lauf. Bewerten Sie weder Ihre Gedanken noch Ihr Gehen, Ihr Sehen, Ihre Gefühle – beobachten Sie sich vielmehr liebevoll selbst. Versuchen Sie, auch die Dinge, die Sie um sich herum im Wald bemerken, wirklich wahrzunehmen und nicht zu bewerten. Genießen Sie die Stille, träumen Sie vor sich hin, lassen Sie Ihre Augen ziellos umherschweifen.

Übungen nach Lust und Laune

Lächeln Sie vor sich hin und machen Sie sich bewusst, dass Sie sich gerade den Luxus von einigen pflichtfreien Stunden gönnen. Sie müssen beim Waldbaden gar nichts. Sie dürfen beim Waldbaden alles, was Ihnen guttut und dem Wald nicht schadet. Gehen Sie liebevoll und fürsorglich mit sich um. Tun Sie alles bedächtig und langsam, Sie haben hier alle Zeit der Welt. Versuchen Sie, mit Ihren Gedanken und Ihren Sinnen ganz im Hier und Jetzt zu sein. Wenn Sie müde werden oder einfach einen einladenden Rastplatz entdecken, dann gönnen Sie sich ein Päuschen. Setzen Sie sich einfach hin. Wenn der Untergrund trocken ist oder Sie eine Outdoor-Hängematte dabeihaben, wollen Sie sich vielleicht auch einfach hinlegen.

Waldbaden deluxe

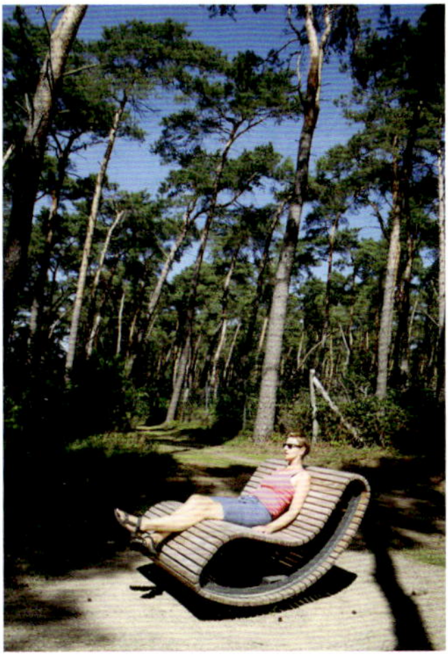

Für ein Waldbad sollten Sie sich mindestens zwei Stunden Zeit nehmen, am besten aber satte vier Stunden. Wichtig ist, dass Sie keinen Termin im Nacken haben. Lassen Sie locker, seien Sie dort, wo Sie sind, und versuchen Sie, auch gedanklich im Wald zu bleiben. Die Pflichten zu Hause oder bei der Arbeit werden geduldig auf Sie warten und auch noch da sein, wenn Sie zurückkehren. Im Wald genießen Sie den Luxus, an nichts denken zu müssen.

Nachdem Sie die Pause genossen haben, haben Sie vielleicht irgendwann Lust, weiterzuschlendern oder eine der Übungen durchzuführen, die Sie in diesem Buch finden. Sie sind jeweils als „Übung" überschrieben und sprechen ganz unterschiedliche Sinne an. Mal sind sie aktiver, mal sind sie auch im Sitzen zu machen. Versuchen Sie, während eines rund vierstündigen Waldbades rund drei bis vier verschiedene Aufgaben auszuprobieren. Aber denken Sie daran: Sie müssen hier nichts abarbeiten oder erledigen! Fragen Sie sich freundlich, auf welche Übung Sie gerade Lust haben, und führen Sie diese locker und ohne Zwang oder Kontrolle durch. Wenn in Ihnen Zweifel („Ich mache das bestimmt wieder nicht richtig", „Bei mir funktioniert das bestimmt nicht!") oder auch Gedanken an Ereignisse des Tages bei der Arbeit aufkommen, nehmen Sie diese Gedanken wahr und lassen Sie diese dann vorbeiziehen wie eine Wolke am Himmel, ohne sie zu bewerten. Gedanken kommen, Gedanken gehen.

Sollten Sie einen Drang zur Geschäftigkeit in sich aufkeimen spüren, weil Sie es gewohnt sind, immer etwas erledigen zu müssen, dann lehnen Sie sich entspannt mit dem Rücken an einen breiten Baum und rufen Sie sich in Erinnerung, wie wichtig „das süße Nichtstun" ist. Wer ständig beschäftigt ist, der gefährdet sein emotionales Wohlbefinden und riskiert, an Depressionen zu erkranken.

Auf Italienisch klingt das Faulsein übrigens süßer: „Dolce far niente." Das zu praktizieren ist wichtig, sagen Hirnforscher*innen. Es werden dabei Hirnregionen aktiviert, die beim reizunabhängigen Denken Dinge abspeichern, Erlebnisse verarbeiten und frische Ideen entwickeln. Laut einer Studie der Florida Gulf Coast Universität verbringen Menschen mit einem hohen IQ sogar mehr Zeit mit dem Nichtstun als weniger intelligente Menschen.

Noch mal tief durchatmen

Wie eingangs in diesem Kapitel beschrieben, sollte eine einleitende und eine abschließende Atemübung den Rahmen eines jeden Waldbades bilden. Haben Sie das Gefühl, Ihr Waldbad beenden zu wollen, dann suchen Sie sich erneut ein

Plätzchen für eine kleine Atemmeditation. Schließen Sie zunächst die Augen und atmen ein paar Mal ganz ruhig durch die Nase ein und aus. Spüren Sie Ihrem Atem nach, vielleicht spüren Sie einen Unterschied zu der Atmung zu Beginn des Waldbades. Womöglich geht der Atem ruhiger, vielleicht können Sie tiefer ein- und ausatmen. Versuchen Sie, den Brustkorb beim Einatmen sanft auszudehnen. Vielleicht denken Sie noch einmal an den Luftballon, der sich beim Einatmen ausdehnt, eventuell stellen Sie sich in Ihrem Brustkorb einen warmen, weichen Ball vor. Beobachten Sie Ihren Atem, ohne ihn zu beurteilen. Stellen Sie sich nun bei jedem Einatmen vor, dass die frische, unverbrauchte Luft, die Sie einatmen, eine Farbe hat. Vielleicht frisches Birkenblattgrün oder Sonnengelb. Stellen Sie sich beim Ausatmen vor, dass Ihr verbrauchter Atem, den Sie ausströmen lassen, ebenfalls eine Farbe hat. Vielleicht Blaugrau oder Braun? Atmen Sie so ganz ruhig weiter für rund fünf Minuten, bevor Sie Ihre Augen wieder öffnen.

Zurückschlendern

Wenn Sie die Atemübung beendet haben, gehen Sie so langsam, wie es geht, zu Ihrem Ausgangspunkt zurück. Schenken Sie sich selbst noch einmal Aufmerksamkeit: Wie fühle ich mich gerade? Was für Gedanken habe ich? Wie fließt mein Atem? Machen Sie sich noch einmal bewusst, was Sie heute im Wald erlebt haben, denken Sie an besonders schön gewundene Wegabschnitte, an einen interessanten Ast, daran, wie sich das Schlendern anfühlte und wie Sie das Licht, die Luft empfunden haben.

Übrigens: Wenn Sie Yoga praktizieren, dann probieren Sie doch mal einen Sonnengruß mitten zwischen Buchen, Eichen und Birken aus. Auch Qigong-Übungen oder Übungen aus Achtsamkeitstechniken und Autogenem Training lassen sich gut im Wald durchführen. Oft haben diese Übungen einen ganz anderen Effekt, wenn man sie im Wald macht. Für Yogis gibt es praktische Reiseyogamatten, die wenig wiegen, sich auf die Größe eines DIN-A4-Blattes zusammenfalten lassen und auch auf dem Waldboden eine rutschsichere Unterlage bilden (z. B. bei 💻 www.yogiladen.de).

Übung: Bergstellung (Tadasana)

Eine einfache wie wirkungsvolle Übung und gleichzeitig die Grundstellung im Yoga ist die Berghaltung. Sie entspannt den Geist und den Körper, harmonisiert den Atem und kräftigt den Rücken.

Stellen Sie sich bequem hin. Verteilen Sie Ihr Körpergewicht gleichmäßig auf beide Füße und auf die gesamte Fußsohle. Die Füße stehen hüftschmal und die Fußaußenkanten bringen Sie bitte in Parallelstellung. Die Knie sind ganz sanft gebeugt, das Becken ist aufgerichtet. Spannen Sie hierzu den Po ganz leicht an und ziehen Sie den Bauchnabel Richtung Wirbelsäule.

Bringen Sie Ihre Schultern nach hinten und nach unten. Ihr Kopf sollte die Verlängerung Ihrer Wirbelsäule bilden. Stellen Sie sich hierzu vor, wie Sie eine goldene Krone, die Sie Richtung Himmel schieben, auf dem Kopf tragen. Lassen Sie Ihre Arme locker hängen und drehen Sie die Handflächen nach vorne. Die Bergstellung ist im Yoga die Stellung vollkommener Ruhe und Konzentration. Sie versinnbildlicht die Verbindung zwischen Himmel und Erde und kann Ihnen im wahrsten Sinne des Wortes dabei helfen, sich zu erden. Schließen Sie nun die Augen, lassen Sie Ihre Stirn, Ihre Wangenmuskulatur entspannen. Stellen Sie sich gerne einen Berg vor. Er ist stark, fest, standhaft, verankert und beständig. Alles Äußere gleitet an ihm ab. Stellen Sie sich auch gerne vor, wie Ihre Füße in der Erde Wurzeln schlagen und damit ein Energiefluss zwischen Erde und Körper stattfinden kann.

Neue Energie tanken

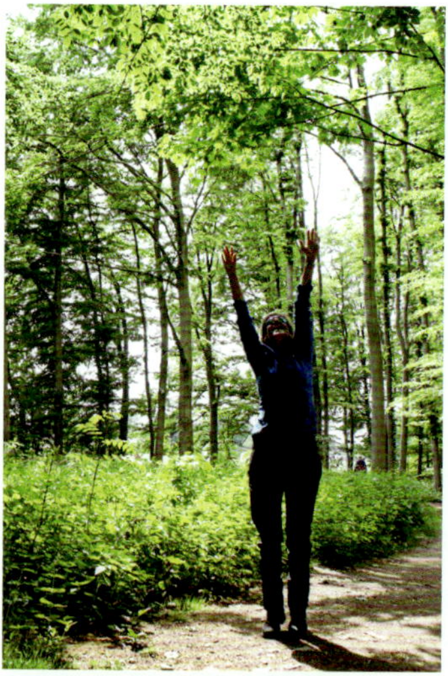

Wenn Sie diese Position für mindestens fünf Minuten (gerne länger, wenn Sie spüren, dass sie Ihnen guttut und Sie sie gut beibehalten können) gehalten haben, dann beginnen Sie die Finger zu spreizen und die Arme nach unten zu strecken. Die Handflächen zeigen dabei nach vorne. Mit der Einatmung der frischen Waldluft führen Sie die Hände nun über Ihren Kopf, so, als wollten die Hände neben Ihrem Körper einen Halbkreis in die Luft malen. Oben angekommen führen Sie die Handflächen zueinander und bringen die Arme dann wieder über die Seite nach unten. Wiederholen Sie diese Atmung ein paar Mal in Ihrem eigenen Atemtempo und stellen Sie sich dabei vor, Ihre Fingerspitzen würden die Luft streicheln.

Übung: Eine Zengeschichte lesen

Wenn Sie Lust auf eine Zengeschichte haben, lesen Sie eine der beiden unten aufgeführten Geschichten in Ruhe durch. Sie können sich diese auch selbst laut vorlesen. Legen Sie das Buch im Anschluss weg und sinnieren Sie noch ein wenig über die kleine Geschichte nach.

Essen, schlafen, gehen:

Ein Zenmeister wurde von seinen Schülern gefragt, was sein Geheimnis sei. Er sagte: „Es ist ganz einfach. Wenn ich esse, dann esse ich. Wenn ich schlafe, dann schlafe ich. Wenn ich gehe, dann gehe ich." Die Schüler schüttelten wütend den Kopf und dachten, dass der Zenmeister sich über sie lustig machen würde. Sie antworten: „Aber das tun wir doch auch! – Was ist nun dein Geheimnis, warum bist du so glücklich und erleuchtet und zufrieden und weise?", fragten sie. Der Zenmeister antwortete gütig und ruhig: „Wenn ich esse, dann esse ich. Wenn ich schlafe, dann schlafe ich. Wenn ich gehe, dann gehe ich." Die Schüler wurden wütend und schimpften: „Aber das tun wir auch. Wir essen, wir schlafen, wir gehen, genau wie du! Was ist nur dein Geheimnis?" Der Zenmeister schaute seine Schüler mit wachen Augen an und sagte: „Nein, das tut ihr nicht. Wenn ihr esst, dann denkt ihr schon ans Schlafen, wenn ihr euch zum Schlafen hinlegt, dann denkt ihr schon ans Gehen, wenn ihr geht, dann denkt ihr bereits ans Essen."

Nachtragen:

Ein Zenmeister begab sich mit seinem Schüler auf eine Wanderung. Als sie an einen breiten Bach kamen, sahen sie eine junge Frau in schönen Gewändern, die sich wegen der starken Strömung nicht hinüber traute. Ohne zu zögern, ging der Zenmeister zu der jungen Frau, hob sie auf seine Schultern und ging so mit ihr durch den Bach. Am anderen Ufer angekommen, setzte er die junge Dame wieder ab. Nachdem der Schüler ebenfalls den Fluss überquert hatte, wanderten die beiden schweigend weiter.

Am Abend brach es zornig aus dem Schüler heraus: „Du hast alle Regeln gebrochen! Du hast eine Frau berührt! Das ist verboten!" Der Zenmeister hörte sich die Vorwürfe in aller Ruhe an und sagte schließlich: „Ich habe die Frau am anderen Ufer wieder abgesetzt. Aber du trägst sie ja immer noch mit dir herum!"

Übung: Den Wald ins Haus holen

Wenn Sie den Wald mehr und mehr kennen und vielleicht auch lieben lernen durch ihre Waldbadeaufenthalte, haben Sie vielleicht irgendwann auch zu Hause Sehnsucht danach. Zapfen machen sich nicht nur gut als Dekoobjekt vor der Haustür, auch auf einem hübschen Teller angerichtet bilden sie einen schönen Blickfang.

Besonders schöne Zweige und Blätter, auf die Sie im Herbst stoßen, möchten Sie vielleicht mit nach Hause nehmen und in kleine Kunstobjekte verwandeln. Das geht zum Beispiel, indem man diese in leere Glasflaschen steckt und diese bis obenhin mit Wasser füllt. So entsteht ein hübsches Dekoobjekt, das als Hingucker auch ein Stückchen Natur ins Haus holt.

Wenn Sie künstlerisch veranlagt sind oder mit Kindern kreativ werden möchten, dann sammeln Sie ebenfalls unterschiedliche Blätter. Bemalen Sie dann die Seite mit den Adern und Äderchen vorsichtig mit Wasser- oder Acrylfarbe und stempeln Sie diese farbige Seite auf ein weißes oder farbiges Blatt Papier, indem

Walddeko für zu Hause

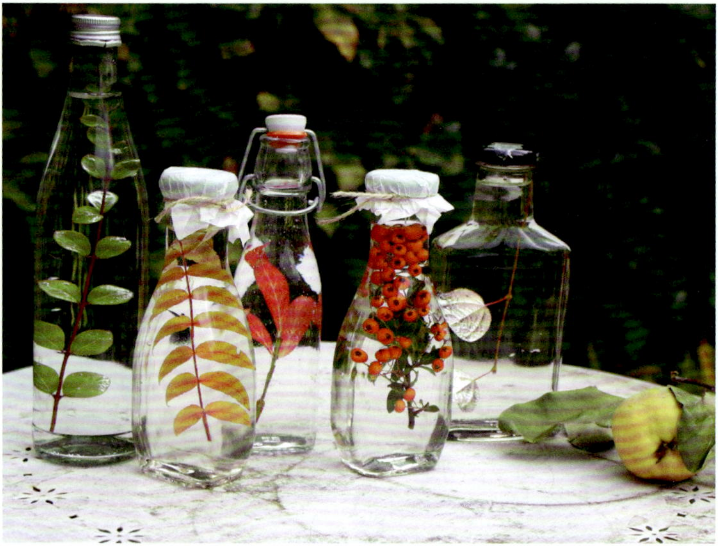

Sie die Farbe durch leichten Druck auf die Oberseite auf das Papier abstreifen. So entstehen hübsche Grußkarten, hausgemachtes Geschenkpapier oder kleine Kunstwerke für die heimischen vier Wände.

Übung: Foto im Kopf

Machen Sie von besonders schönen Orten oder Situationen ein Foto „in Ihrem Kopf", das Sie jederzeit abrufen können. Was zunächst kauzig wirkt, hilft uns, ein Bild besser in Erinnerung zu halten. Nehmen Sie Daumen und Zeigefinger beider Hände und drücken Sie die Fingerspitzen beider Zeigefinger und beider Daumen aufeinander. So entsteht eine Art Viereck, durch das Sie wie durch den Sucher einer Kamera blicken. Achten Sie genau auf das Licht: Wie fällt es, wo wird es vielleicht reflektiert, welche Farben haben die Äste, Stämme, die Blätter, die Erde, der Himmel? In welche Richtung wachsen die Äste? Welche Form fasziniert mich auf diesem „Foto" besonders? Betrachten Sie das „Fotomotiv" ausgiebig und bis ins Detail für ein paar Minuten und schließen Sie die Übung mit einem „Klick" ab. Schließen Sie die Augen und sinnen Sie kurz dem „geschossenen Foto" nach, bevor Sie weitergehen. Dieses Bild können Sie sich im Pendlerzug, bei einer eintönigen Arbeit oder auch vor dem Einschlafen immer wieder vor Augen rufen und so die Entspanntheit aus dem Waldbad mit in Ihren Alltag transportieren.

Übung: Sachen von früher machen

Wenn Sie sich vergegenwärtigen, dass Sie sich beim Waldbad das Geschenk von jeder Menge Zeit machen, fragen Sie sich, womit Sie früher, in Ihrer Kindheit oder Jugend, gern Zeit verbracht haben. Vielleicht haben Sie gerne skizziert oder Gedichte geschrieben. Vielleicht haben Sie gern gesungen oder getanzt. Oder es war eine ganz andere Tätigkeit, die Ihnen gefallen hat und die Sie längst vergessen haben. Vielleicht erlauben Sie sich im Wald, das fast Vergessene einfach noch mal zu machen? Stecken Sie sich ein kleines Notizbuch und einen Bleistift ein und skizzieren Sie ein Astloch, einen Laubhaufen oder eine Wolkenformation. Vielleicht malen Sie auch eine kleine „Landkarte" von Ihrem Sitzplatz, eine „Geräuschekarte" oder einen „Schnupperatlas"? Oder Sie hören sich vor dem Waldbad ein Lied an, dass Sie gerne einmal singen, zu dem Sie gerne einmal tanzen möchten. Es muss ja kein Tango sein – sich im Wiegeschritt zu bewegen oder einfach ein wenig die Hüften zu schwingen oder vor sich hin zu summen, während Sie sich dieses Lied im Wald in Erinnerung rufen, reicht vielleicht schon.

Vielleicht wollen Sie aber auch wie als Kind einen Stock aufheben, ihn durch die Luft peitschen oder wegschleudern, vielleicht bekommen Sie Lust, ihn zurecht zu schnitzen. Peter Wohlleben, Förster und Waldbuchautor, findet, Waldbaden gibt uns „die Erlaubnis, endlich wieder im Wald herumtrödeln zu dürfen". Wie wir das vielleicht zum letzten Mal als Kind getan haben.

Übung: Kastanie für die Jackentasche

Schlendern Sie sehr langsam durch den Wald. Halten Sie entspannt Ausschau. Sobald Sie beim Blick auf den Waldboden eine Kastanie, einen hübschen kleinen Stein, ein kleines, besonders geformtes Stückchen Holz oder ein anderes kleines Objekt von Interesse finden, nehmen Sie es auf und befühlen und betrachten Sie es in aller Ruhe. Dann stecken Sie es in Ihre Jacken- oder Hosentasche und heben den Blick. Betrachten Sie, was vor Ihnen liegt, und betrachten Sie auch Ihren Atem, der ruhig und gleichmäßig geht. Jetzt drehen Sie sich mit einer Vierteldrehung nach rechts und saugen Sie langsam die Waldluft durch die Nase ein. Drehen Sie sich um eine weitere Vierteldrehung nach rechts und hören Sie in Ruhe in den Wald hinein. Dann drehen Sie sich erneut nach rechts, sodass Sie sich insgesamt einmal um die eigene Achse gedreht haben. Greifen Sie in Ihre Jacken- oder Hosentasche und befühlen Sie den Gegenstand noch einmal voller wacher Neugier.

Lassen Sie die Kastanie oder das Steinchen oder Stöckchen von nun an in Ihrer Mantel- oder Hosentasche. Wenn Sie das nächste Mal im städtischen Trubel unterwegs sind, können Sie jederzeit in Ihre Jacke fassen und sich mithilfe des Tastsinns zurück in den Wald träumen. Erinnern Sie sich an den Geruch im Wald, an die gedämpften Geräusche, daran, wie ruhig Ihr Atem ging und wie das Licht in das Waldstück fiel? Versuchen Sie, die „Waldesruhe" ein Stück weit mit in Ihren Alltag zu transportieren, indem Sie sich daran erinnern und so einen Moment der Achtsamkeit genießen.

Übung: Sich entscheiden

„Im Wald, zwei Wege boten sich mir dar, ich ging den, der weniger betreten war. Dies veränderte mein Leben!", schrieb Robert Frost. Der amerikanische Autor (1874-1963) stößt damit eine nicht uninteressante philosophische Frage an. Wie soll ich mich entscheiden, was, wenn ich mich falsch entscheide? Immer wieder kommen wir im Leben wie im Wald an Weggabelungen, bei denen wir uns entscheiden müssen. Das fällt nicht immer leicht. Auf der anderen Seite ist es tröstlich zu wissen, dass man immer die Wahl hat, wenn man an eine Kreuzung kommt.

Wenn Sie auf eine Weggabelung treffen, bleiben Sie in einigem Abstand stehen und hören Sie in sich hinein: Wo möchten Sie lieber hingehen? Was sagt Ihr Bauchgefühl? Spüren Sie Ihrer Entscheidung nach. Ist sie eindeutig? Lassen Sie sich ausgiebig Zeit und schlagen Sie dann die Richtung ein, die Sie mehr anspricht. Wie fühlt es sich an, diesen Weg zu nehmen? Betrachten Sie einmal ganz genau den Weg, den Sie eingeschlagen haben: Ist es hier heller, sind hier vielleicht weniger Zeichen von Zivilisation zu sehen, ist es grüner, dunkler? Trainieren Sie Ihr Bauchgefühl auf diese Weise, folgen Sie Ihrer Intuition, die auch im „echten" Leben außerhalb des Waldes ein wertvoller Ratgeber ist. Intuition kommt nämlich vom lateinischen Begriff „intueri" (= genau hinsehen, anschauen). Eine Fähigkeit, die man immer gut gebrauchen kann.

Übung: Stark wie eine Eiche

Das Baum-Umarmen hat hierzulande zu Unrecht einen schlechten Ruf. Beim Betrachten oder gar Umarmen einer stattlichen Eiche spürt man die Kraft, die sie ausstrahlt. Stark und verwurzelt ist sie seit jeher ein Symbol für Stärke und Durchhaltevermögen.

Vielleicht können Sie dieses Gefühl wieder abrufen, wenn Sie sich in einer schwierigen zwischenmenschlichen Situation befinden. Ruhig atmend, verwurzelt und stark kann man so manches an sich abgleiten lassen, statt sich Dinge zu sehr zu Herzen zu nehmen. „Was stört's die deutsche Eiche, wenn die Wutz sich an ihr schubbelt?", fasst dieser Spruch auf humorvolle Art und Weise diese Haltung zusammen.

Die Kraft eines Baumes kann man spüren

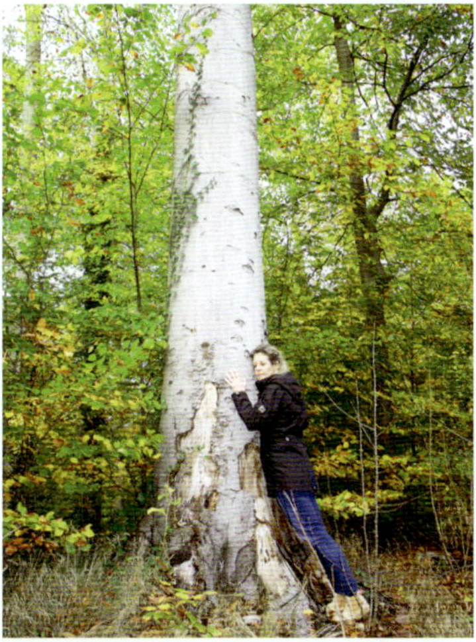

Ob Bäume umarmen etwas für Sie ist, müssen Sie am besten einfach ausprobieren! Haben Sie keine Scheu, es muss ja keiner zugucken, wenn Sie beide Arme um einen Baumstamm Ihrer Wahl legen. Vielleicht mögen Sie auch den Kopf oder den Brustkorb anlehnen oder Sie lehnen sich mit Ihrer gesamten Körpervorderseite an den Stamm an und genießen, gehalten zu werden. Konzentrieren Sie sich auf die Bereiche Ihres Körpers, die die Rinde berühren.

In manchen Volksglauben ist die Rede davon, dass die Kraft des Baumes, seine Stabilität, Ruhe und Gelassenheit durch die Berührung auf den Menschen übergehen kann. Eine schöne Vorstellung, oder?

Waldbaden bei Wind und Wetter

„Es gibt kein schlechtes Wetter, es gibt nur schlecht angezogene Leute", lautet eine norddeutsche Weisheit. Darin liegt viel Wahres! Mit warmer Wollunterwäsche und einer wind- und wasserdichten Jacke lässt es sich auch im Winter und im Herbstregen wunderbar waldbaden.

I'm singing in the rain

Für viele ist gerade ein Waldbad im Regen ein besonders schönes Erlebnis. Sie sollten sich so kleiden, dass der Regen von guten Hardshelljacken abgehalten wird, während Ihr Schweiß nach außen transportiert werden kann. Gerade bei Regenkleidung, die man im Discounter erwerben kann, ist es leider oft so, dass man darin, wie in Frischhaltefolie eingewickelt, stark schwitzt. Die Folge ist dann oft, dass die darunter liegende Kleidung nass wird und man zu frieren beginnt. Atmungsaktive Sportbekleidung muss kein Vermögen kosten, wichtig ist aber, dass man auf Qualität und auf die Zusammensetzung der Kleidung achtet. Baumwolle eignet sich gut für Frühjahr und Sommer, im Winter sollte die Unterkleidung einen gewissen Wollanteil haben.

Wenn der Regen auf die Blätter prasselt, dann ist das ein ungemein reines, frisches, klärendes und belebendes Geräusch. Regen, der ins Gesicht prasselt, ersetzt jede Schönheitscreme, zaubert ein Lächeln ins Gesicht, wenn man sich darauf einlässt, und schenkt uns einen zauberhaften Teint. Machen Sie sich frei von allen skeptischen Gedanken über den Regen. Wenn Sie gut eingepackt sind, bleibt Ihr Körper auch im Regen warm und trocken. Trällern Sie ein Lied, wenn Ihnen danach ist, hüpfen Sie mit Ihren Gummistiefeln in Pfützen oder spiegeln Sie Ihre Hand auf der Pfützenoberfläche. Werfen Sie Steinchen in Pfützen oder sammeln Sie mit jeder Fingerkuppe Ihrer rechten Hand einen Regentropfen, der an einer Blattspitze hängt. Begreifen Sie den Regen als Segen, der sauber wäscht, die Pflanzen nährt und geradewegs vom Himmel kommt.

Sie sollten den Wald dann verlassen, wenn Sie merken, dass Ihnen kalt wird. Ein heißes Bad im Anschluss oder eine Tasse Tee, nachdem Sie in warme, trockene Sachen geschlüpft sind, sind die reinste Wohltat. Das angenehme Prickeln auf der Haut wirkt für einige Zeit nach.

Übung: Wohin der Wind mich trägt

„Der Wind nimmt nur, was zu ihm gehört", singt Stefan Gwildis in seinem Song über das Aufbrechen und Abschiednehmen. Wenn man das ziellose Durch-den-Wald-Gehen üben möchte, dann kann man den Wind entscheiden lassen, wohin es gehen soll. Lassen Sie eine Pusteblume, eine Feder, Blätter oder ein paar Seifenblasen fliegen und folgen Sie der Richtung, die der Wind Ihnen vorgibt. Natürlich müssen Sie Rücksicht auf Hindernisse nehmen, aber die grobe Richtung kann man ja auch trotz eventueller Hindernisse einschlagen. Vielleicht mögen Sie Ihre Schritte zählen und nach hundert Schritten erneut den Wind entscheiden lassen, wo es hingeht. Wenn Sie den Wind ein paar Mal befragt haben, machen Sie schließlich eine kleine Rast. Vielleicht entdecken Sie so einen Ort, den Sie bei einem „normalen" Waldbad nie erreicht hätten. Schauen Sie sich genau um und überlegen Sie, was das Besondere an diesem Rastplatz sein könnte, zu dem der Wind Sie geführt hat? Schauen Sie genau hin, denn schon Franz Kafka (1883-1924) wusste: „In den Wäldern sind Dinge, über die nachzudenken man jahrelang im Moos liegen könnte."

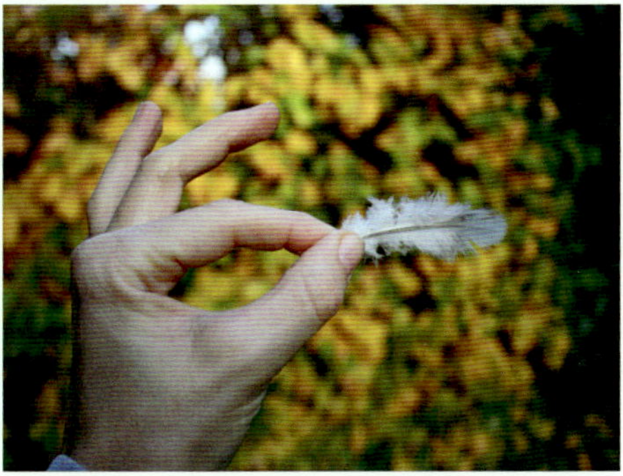

Lassen Sie sich von einer Feder führen

Übung: Seitliche Kopfbeuge

Schließen Sie zunächst die Augen und achten Sie darauf, dass Sie entspannt und bequem stehen oder sitzen. Verwurzeln Sie sich mit Ihren Füßen oder Sitzbeinhöckern im Untergrund, sodass Sie schön geerdet sind.

Wenn Sie mögen, dann können Sie Ihren Kopf beim Ausatmen auch vorsichtig auf die rechte Seite beugen. Das Ohr geht dabei Richtung Schulter. Achten Sie darauf, dass die Schultern entspannt bleiben. Mit der Einatmung bringen Sie den Kopf wieder zurück in die Mitte, mit der Ausatmung fällt der Kopf vorsichtig in Richtung der linken Schulter. Sie müssen bei dieser Atemübung gar nicht dehnen, stellen Sie sich vielmehr vor, der Kopf würde auf dem obersten Wirbel thronen, und Sie bewegen ihn einfach locker im Rahmen der Möglichkeiten von einer Seite zur anderen. Gelenke lieben und brauchen Bewegung und gerade dieser obere Nackenbereich sitzt oft fest und leidet unter Bewegungsmangel.

Führen Sie diese Atemübung mindestens drei, am besten fünf Minuten durch. Zum Abschluss können Sie die Augen wieder langsam öffnen und den Kopf vorsichtig erst in die eine, dann in die andere Richtung kreisen lassen.

Übung: Baumsitz

Wenn Sie etwas für Ihren Durchhaltewillen tun wollen, Ihnen ein wenig kalt sein sollte oder Sie Lust auf stramme Oberschenkel haben, dann sollten Sie einmal den „Baumsitz“ ausprobieren. Dafür lehnen Sie sich mit dem Rücken an einen möglichst gerade gewachsenen Baumstamm und rutschen dann so weit mit dem Gesäß Richtung Boden, bis Rücken, Oberschenkel und Beine jeweils in einer 90-Grad-Position angekommen sind. Sie schweben nun mit dem Gesäß so in der Luft, als würden Sie auf einem unsichtbaren Stuhl sitzen. Legen Sie die Hände auf Ihre Oberschenkel ab und halten Sie diese Position für mindestens zehn Sekunden, wiederholen Sie diese Halteübung insgesamt dreimal – vielleicht schaffen Sie im nächsten Durchgang schon 20, 30 oder gar 60 Sekunden.

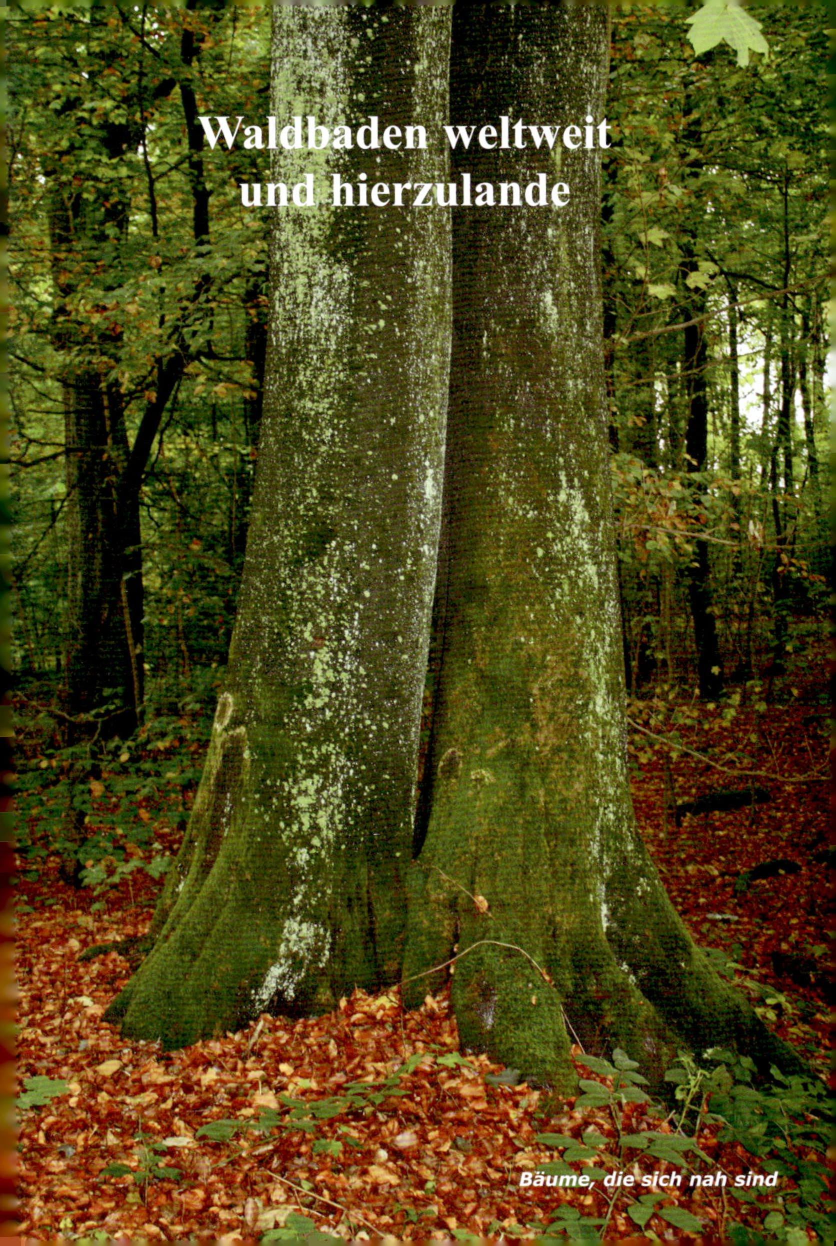
Waldbaden weltweit
und hierzulande
Bäume, die sich nah sind

Weltweit

Auf dem gesamten Erdball gibt es 4 Milliarden Hektar Wald, damit ist ein Drittel der Landfläche mit Bäumen bedeckt. Die Wälder bilden einen wichtigen Lebensraum für 1,1 Milliarden Arten – das sind rund zwei Drittel aller bekannten Tier- und Pflanzenarten.

In der Welt gibt es einige sehr besondere Wälder, die nicht nur für Waldbadejünger einen Anziehungspunkt bilden. Japan, das Ursprungsland des Shinrin Yoku, verfügt über zehn Waldtherapiezentren. Darunter in Chizu, Tottori, Akasawa, Nagano, Uenno, Gumma, Okutama, Tokio und Yusuhara. Aber das Gute ist: Es muss kein japanisches Waldtherapiezentrum, keine kanadische Wildnis, kein südamerikanischer Regenwald sein – auch der nahe gelegene Stadtwald um die Ecke bietet alles, was für ein entspannendes Waldbad nötig ist.

Die Wiege des Waldbadens liegt übrigens im Akasawa-Wald in der Präfektur Nagano. An einer Gebirgsstraße gelegen, die auch „Straße der Samuarai" genannt wird, gilt der Akasawa-Wald mit seinen smaragdgrünen Gebirgsflüssen als einer der drei schönsten Wälder des Landes.

Er wurde im Jahr 1970 zum ersten „natürlichen Erholungswald" ernannt und 1982 begannen hier die ersten Forschungsarbeiten zu den gesundheitlichen Wirkungen des Waldbadens. Die Kiso-Waldbahn durchquert den Wald, der im Jahr 2006 zum offiziellen Waldtherapiezentrum ernannt wurde. Die Besonderheit hier sind die teilweise sehr großen Zypressen. Der Duft dieser sehr langsam wachsenden Baumart wird oft mit einer Mischung aus Zitrone und Rauch beschrieben. Da das Holz sehr haltbar ist, wurden daraus bereits im achten Jahrhundert Samuraischlösser oder Buddhastatuen gebaut.

Man kann u. a. auf einem 2,8 Kilometer langen „Freundschaftsweg" durch den Akasawa-Wald schlendern oder auf dem 2 Kilometer langen Mukaiyama-Rundweg die verflochtenen Wurzeln der Zypressen betrachten. Im Juni wandert man hier zudem durch duftende Magnolienhaine. Etwas ganz Besonderes ist sicher auch der am Gebirgsbach entlangführende Keiryu-Rundweg, der als „kühler Waldweg, wo man die Klänge der Bergbäche genießen kann", beschrieben wird. Der Wechsel der Jahreszeiten ist auf diesem 3,5 Kilometer langen Weg besonders intensiv zu erleben. Alle Wege sind dabei bewusst kurz gehalten – damit man nicht wandert oder voranschreitet, sondern sich sehr langsam durch die Wälder treiben lässt. Informationen zum Akasawa-Wald unter 💻 www.go-nagano.net/en.

Hierzulande

Wer besondere Wälder erleben möchte, muss nicht zwangsläufig weit reisen. Deutschland zählt zu den waldreichsten Ländern in Europa und ist sogar zu einem Drittel von Wald bedeckt. Wenn man von einer Einwohnerzahl von etwa 83 Millionen ausgeht (2020), kommen auf jeden Einwohner in der BRD rund 1.300 m^2 Wald. Insgesamt gibt es 90 Milliarden Bäume auf deutschem Boden. Während in Norwegen rund 3.000 Bäume pro Einwohner wachsen und in Russland sogar 4.500, sind es in Deutschland immerhin noch rund 1.000 Bäume pro Kopf.

Die waldreichsten deutschen Bundesländer sind Rheinland-Pfalz und Hessen mit jeweils 42 % Waldfläche, gefolgt vom Saarland (40 %), von Baden-Württemberg (38 %) und Bayern (37 %) sowie Brandenburg/Berlin mit ebenfalls 37 %. Etwas waldärmer sind Thüringen (34 %), Sachsen (29 %), Nordrhein-Westfalen (27 %), Sachsen-Anhalt (26 %), Niedersachsen (25 %), Mecklenburg-Vorpommern (24 %), Hamburg und Bremen (12 %). Das Schlusslicht in Sachen Waldfläche bildet Schleswig-Holstein mit nur 11 %.

Ein wunderschöner Waldweg

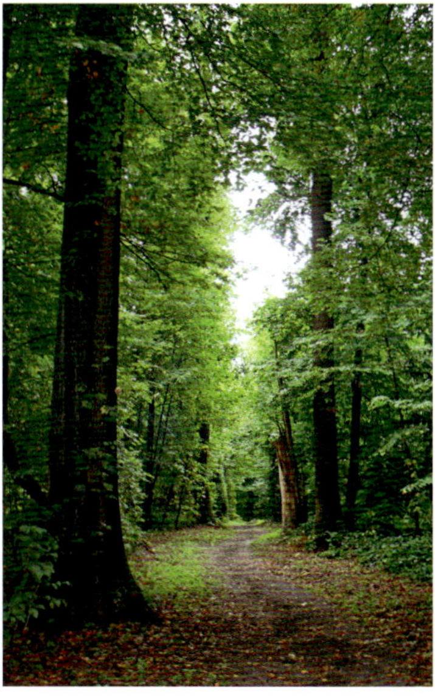

Der waldreichste Landkreis ist Siegen-Wittgenstein (NRW) mit einer Waldfläche von 64,5 % vor dem Landkreis Regen in Bayern mit einer imposanten Waldfläche von 64 %. Der waldärmste Landkreis ist Dithmarschen in Schleswig-Holstein. Aber wie heißt es so schön: „Platz ist in der kleinsten Hütte." Dies gilt auch für das Waldbaden. Erholung ist im kleinsten Wäldchen zu finden. Die Größe des Waldes spielt nicht unbedingt eine Rolle beim Waldbaden. Viel wichtiger ist, dass die nächstgelegene Straße möglichst mindestens 400 Meter entfernt liegt und vor allem, dass die innere Haltung stimmt.

Störungen wird es immer geben, sei es durch ein Flugzeug, Waldarbeiter oder eine nahe gelegene Bahnstrecke. Versuchen Sie, diese Störungen möglichst auszublenden und sich auf die Einflüsse des Waldes zu konzentrieren.

Übrigens überwiegt in Deutschland der Nadelwald. Er macht 56 % des Waldanteils aus, während 44 % der deutschen Wälder Laubwälder sind. Fichte und Kiefer sind dabei am häufigsten zu finden (26 % und 23 %), gefolgt von Buchen (16 %) und Eichen (10 %). Laubbäume mit hoher Lebensdauer, wie etwa Linde, Esche oder Ahorn, machen rund 10 % der Baumarten aus, während Laubbäume mit geringerer Lebensdauer, wie Birke, Erle oder Pappel, einen 10%igen Anteil haben. Am seltensten zu finden sind Lärche (3 %) sowie Douglasie und Tanne (beides 2 %).

Berühmte Bäume

Auch berühmte Bäume gibt es auf der Erde. Als dickster Baum der Erde gilt mit einem imposanten Stammesumfang von 58 Metern eine Mexikanische Sumpfzypresse in Santa Maria del Tule in Mexiko. Der höchste Baum hingegen befindet sich im kalifornischen Redwood Nationalpark. Stolze 116 Meter ist der Küstenmammutbaum „Hyperion" hochgewachsen.

Wo der älteste Baum in Deutschland steht, ist nicht ganz unumstritten. Da einige ganz hohl sind oder nur noch Teile des Baumes erhalten geblieben sind, kann man das nicht eindeutig entscheiden. Fest steht aber: Zu den ältesten Bäumen in Deutschland gehören die „Methusalinde" im Schenklengsfeld (Hessen), die „Femeiche" in Erle (im Kreis Borken) sowie die „Alte Eibe" in Balderschwang im Allgäu. Eine berühmte Gerichtslinde (und wohl eine der ältesten in Europa) findet sich in Bad Staffelstein (Bayern).

Zum 30. Jahrestag der Wiedervereinigung im Jahr 2020 hat die Schutzgemeinschaft Deutscher Wald eine besondere Baumaktion gestartet: Drei Bäume für Deutschlands Einheit. Die Idee: Jede deutsche Gemeinde pflanzt drei Bäume in Form eines gleichseitigen Dreiecks mit jeweils 10 m Seitenlänge. Der Westen wird durch eine Buche symbolisiert, der Osten durch eine Kiefer und die Eiche steht für das wiedervereinigte Deutschland. Das Wachsen dieser Bäume soll das Wachstum, den Aufschwung, den Wandel und das Zusammenwachsen des ehemals geteilten Landes darstellen. Über 280 deutsche Kommunen haben bis 2020 bereits ihre Zusage gegeben, bei dieser schönen Aktion mitzumachen, darunter

Aachen, Bonn, Bottrop, Dresden, Duderstadt, Essen, Gera, Hildesheim, Jena, Karlsruhe, Leipzig, Magdeburg, Mannheim, Potsdam, Trier und Worms. Schutzherrin der Aktion ist keine geringere als Bundeskanzlerin Angela Merkel.

Der Künstler Joseph Beuys ließ sich im Jahr 1982 für die documenta in Kassel ein ganz besonderes Projekt einfallen: „7.000 Eichen – Stadtverwaldung statt Stadtverwaltung". Mit diesem Landschaftskunstwerk wollte er etwas gegen die Verstädterung tun und die Lebensqualität im urbanen Lebensraum nachhaltig verbessern. Im Laufe von mehreren Jahren pflanzte der Künstler mithilfe von freiwilligen Helfer*innen 7.000 Bäume auf dem Stadtgebiet von Kassel. Zu erkennen sind diese Bäume noch heute an den Basaltstelen, die danebenstehen. Mehr Informationen und auch den Spaziergangsführer "Beuys to go – Unterwegs zu 7.000 Eichen" als Download finden Sie hier: 💻 www.7000eichen.de.

Reisetipps

Heringsdorfer Kur- und Heilwald

Die heilenden Kräfte des Waldes werden im Heringsdorfer Küstenwald auf 187 Hektar genutzt, und zwar seit November 2016 ganz offiziell als 1. Kur- und Heilwald Europas. Die einzigartige Kombination von See- und Waldluft macht den Küstenwald dabei so speziell. Besonders wohltuend ist dies für Menschen mit Erkrankungen der Haut, der Atemwege und des Bewegungsapparates. Auch für Patienten mit psychosomatischen Erkrankungen wie Burnout, bei Depression und Schlaflosigkeit sowie bei Erschöpfungszuständen ist ein Besuch hier dank des Reizklimas wohltuend.

Die heilsamen Einflüsse des „Gesundheitsstudios" Wald können auf Heilwaldplätzen und -pfaden erlebt werden. Es gibt ein ausgeschildertes Wegenetz mit verschiedenen Schwierigkeitsgraden, das zur Bewegung anregen soll. Verschiedene Stationen laden zu speziellen körperlichen oder meditativen Übungen ein. So soll das ganzheitliche Wohlbefinden gefördert werden. Jedermann ist eingeladen, hier etwas für seine Gesundheit zu tun – sowohl Besucher als auch Patienten der Rehakliniken.

♦ Heringsdorfer Kur- & Heilwald, Gothener Landweg 1, 17424 Heringsdorf,
💻 www.kur-und-heilwald.de

Heilwald Quetziner Tannen

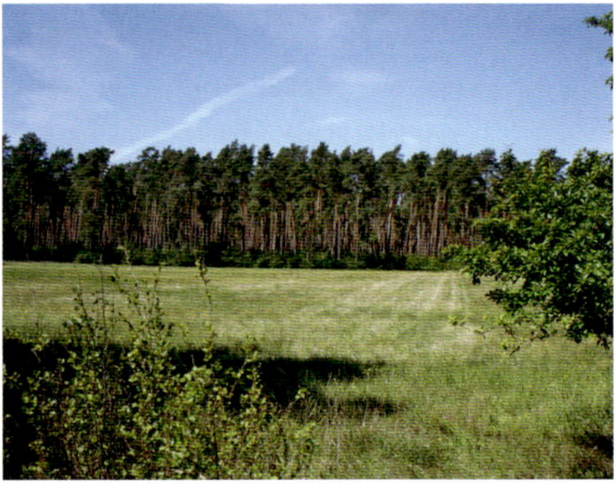

Heilwald Quetziner Tannen

Am Rande des hübschen Örtchens Plau am See an der Mecklenburgischen Seenplatte liegt der Heilwald Quetziner Tannen. Das Besondere daran ist, dass der gesamte Wald aufgrund der vielen Tannen harzig duftet und der warme, sandige Boden im Sommer besonders dazu einlädt, sich darauf auszustrecken. Der Heilwald wird von den nahe gelegenen Rehakliniken als natürlicher Therapieraum genutzt, kann aber auch von Urlaubern frei betreten werden. Auf einem Rundparcours (die Gesamtlänge beträgt 1,6 km) kann man herrlich vor sich hinschlendern und den Blick in die Kronen der Nadelbäume genießen. Wer sein Waldbad etwas aktiver angehen möchte, der kann sich auf dem Crosstrainer, der Balancierstrecke, dem Schultertrainer oder der Hangelstrecke austoben. Besonders gut entspannen lässt es sich in den ergonomisch geformten „Loop-Outdoorsofas", zwei Drehliegen, die auf einer kleinen Lichtung stehen.

♦ Heilwald Quetziner Tannen, Quetziner Straße 90, 19395 Plau am See, 💻 www.heilwald-plau.de

Achtsamkeitspfad der „Schutzgemeinschaft Deutscher Wald"

Zu einem Kurzurlaub im Wald lädt der Achtsamkeitspfad der „Schutzgemeinschaft Deutscher Wald" in Bonn ein. Hier sollen diejenigen, die sich auf den Weg machen, den Alltag ein Stück weit hinter sich lassen und beim Waldbad entspannen. Im Kottenforst in Bad Godesberg kann der Waldbesucher mithilfe von Audioanleitungen an sechs Stationen den Wald mit allen Sinnen erleben.

♦ Achtsamkeitspfad der SDW, Venner Str., 53177 Bonn, 💻 www.sdw.de

Heilwald Bad Lippspringe

Der erste Heilwald in Nordrhein-Westfalen erstreckt sich über eine Fläche von 200 Hektar und befindet sich in Bad Lippspringe. Das Besondere hier: ein stadtnaher, artenreicher Wald mit einem beruhigenden, reizarmen Mittelgebirgsklima. Ein 12 Kilometer langes Wegenetz und zahlreiche Veranstaltungsangebote machen den Wald auch unabhängig vom Waldbaden erlebbar.

♦ Heilwald Bad Lippspringe, Lindenstraße 1a, 33175 Bad Lippspringe,
💻 https://heilwald-badlippspringe.de

Almtaler Waldschule

Der Oberförster, österreichische Waldbotschafter und Leiter der Almtaler Waldschule, Fritz Wolf, nimmt seine Gäste mit zum „Waldness". Bei geführten Wanderungen durch den Wald und über Almwiesen geht es zu wildromantischen Plätzen. Dort kann man dann inmitten von heilkräftigen Latschenkiefern waldbaden. Alternativ geht es zum Kneippen in den Wald.

♦ 💻 www.traunsee-almtal.salzkammergut.at

Emser Therme

In Japan, dem Mutterland des Waldbadens, schwört man auf die heilende Wirkung vom Bad in einem Onsen. Auch in Europa gibt es heiße Quellen, bei denen wir im wahrsten Sinne des Wortes in die Natur eintauchen können. Neben den berühmten heißen Quellen auf Island geht das aber auch in Deutschland, zum Beispiel in der Therme in Bad Ems. Hier liegt man im heißen Solewasser, das aus einer natürlichen Quelle stammt, und genießt den Blick ins Laub der am Ufer der Lahn stehenden Pappeln. Übrigens: Schon Kaiser, Zaren und auch Goethe nutzen die wohltuende Wirkung des Emser Salzes.

♦ 💻 www.emser-therme.de

Waldbaden mit Kids

Kinder sind die reinsten Waldbademeister! Kaum angekommen, lassen sie sich treiben, verweilen an einer interessant aussehenden Wurzel, hocken sich hin, fassen das Laub an und stochern mit einem Stock in einem Laubhaufen herum. Was für geborene Entdecker, Forscher und Achtsamkeitskünstler! So gesehen spricht nichts dagegen, dass Sie mit Ihren Kindern, Nichten, Neffen oder Enkeln gemeinsam zum Waldbad aufbrechen. Sie werden vielleicht sogar erleben, dass Ihnen das langsame Entdeckertempo, das die Kids vorlegen, das berühmte „Spazierenstehen", hilft, sich auf das Wunder Wald einzulassen.

Oftmals sind wir, geprägt durch die heutige Welt, getrieben zur „Erledigung" von Bewegung und Entspannung. Wir gehen vielleicht fünf Kilometer stramm durch den Wald, weil uns der Kalorienverbrauch wichtig ist. Darum geht es aber beim Waldbaden eben nicht. Es geht um das ziellose Schlendern, das Sehen, Schauen, Fühlen, Riechen, das Im-Hier-und-Jetzt-Sein. Und darin sind Kinder, wie eingangs beschrieben, wahre Meister. Informieren Sie die Kinder vorab über Gefahren und Naturschutz. Erklären Sie, was gefährlich, was verboten, was erlaubt und was möglich ist. Wenn Sie ältere Kinder haben, dann kostet es vielleicht ein wenig Überzeugungsarbeit, damit diese Sie in den Wald begleiten. Schließlich kann man dort weder Gleichaltrige treffen, noch gibt es ein Sofa oder einen Stromanschluss für Handy, Tablet und Co. Aber dort angekommen, finden sie meistens schnell Eicheln zum Kicken oder eine Bank, auf der sie „chillen" und zur Ruhe kommen, ganz ohne elektronische Spielzeuge.

Wenn Sie aber feststellen, dass Ihnen Ihr eigenes Waldbad nicht in aller erforderlichen Tiefe und mit der ganzen Entspannung gelingt, wenn Sie Ihre Familie mit in den Wald nehmen, dann ist es vielleicht besser, sich eine gute Betreuung zu suchen und alleine oder nur mit dem Partner, der Partnerin oder mit einem Freund, einer Freundin in den Wald zu stapfen. Denn hier geht es um Ruhe, um Ordnung, um sich selbst. Und Sie werden feststellen: Sie sind eine entspanntere Mutter, ein relaxterer Vater oder eine liebevollere Omi, wenn Sie sich selbst ein ausgiebiges Waldbad, eine Auszeit zwischen Buche und Fichte, gönnen.

Für manche Stadtkinder bedeutet ein längerer Aufenthalt zwischen Buche, Eiche und Kiefer eine ganz neue Erfahrung. Untersuchungen zeigen, dass heute weniger als die Hälfte der Kinder noch im Freien spielt. Viele Kinder und Jugendliche leiden sogar unter einer „Naturdefizit-Störung". Richard Louv, ein amerikanischer Journalist, hat diesen Begriff geprägt. Er sieht in dem Mangel an Zeit, die Kinder in Wald und Flur verbringen, die Ursache für vermehrte Kurzsichtigkeit, Übergewicht und einige Verhaltensstörungen. Aufenthalte in der Natur sind gut für die geistige und körperliche Entwicklung unserer Kids. Draußen zu spielen fördert das Selbstvertrauen von Kindern, die Kreativität und die Resilienz. Aber es macht ihnen auch einfach Spaß. Im Matsch graben, im Laub buddeln, auf einem umgekippten Stamm spazieren, aus Ästen, die am Boden liegen, ein Tipi bauen – lassen Sie Ihren Kindern freien Lauf. Sicher: Die Natur muss geschützt und respektiert werden und beim Spiel darf man nichts mutwillig zerstören und auch die eigene Sicherheit darf nicht zu kurz kommen. Aber sonst gibt es keine Regeln beim Waldbaden mit Kindern. Lassen Sie sich treiben von der Fantasie, der Unternehmungslust und Ideenvielfalt der kleinen Waldentdecker.

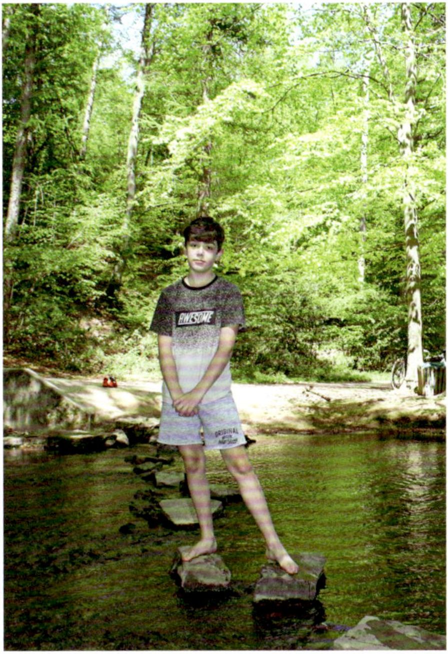

Kinder sind die reinsten Waldbademeister

Immer mehr Zeit wird drinnen und vor Bildschirmen verbracht, Jugendliche und Erwachsene verbringen fast neun Stunden des Tages mit Mediennutzung. Damit einhergehend kommt es zu einer zunehmenden Entfremdung der Natur und damit von unseren Wurzeln und unserer Lebensgrundlage. Man weiß, dass der Mensch aber nur das schützt, was er liebt und kennt, und somit sind Aufenthalte im Wald auch eine Maßnahme, diesen wichtigen Lieferanten für sauberes Wasser, zahlreiche Tier- und Pflanzenarten und saubere Luft auch in Zukunft zu schützen. Wer als Kind die Liebe zum Wald durch positive Aufenthalte im Grünen lernt, der wird diese Verbundenheit ein Leben lang bewahren.

Kunterbuntes Wald-Memory

Sammeln Sie gemeinsam mit Ihren Kindern 24 Eichelkappen, die man am leichtesten im Herbst finden kann. Dann malen Sie die Innenseiten dieser Käppchen zusammen mit Ihren Kindern an. Am besten eignen sich Acrylfarbe und kleine Pinsel. Der Fantasie sind dabei keine Grenzen gesetzt. Weiße Punkte auf rotem Grund, schwarze Streifen auf weißem Untergrund … Wichtig ist natürlich, wie bei jedem Memoryspiel, dass es von jeder Farbvariante zwei gleiche Käppchen gibt. Sind die Farben getrocknet, kann es auch schon losgehen.

Stellen Sie die Käppchen bunt gemischt mit der Öffnung nach unten auf einen Tisch. Der jüngste Spieler beginnt und darf jeweils zwei Käppchen hochheben und darunter schauen. Wer zwei gleiche Eichelkappen findet, darf diese behalten. Gewonnen hat, wer am Ende die meisten Pärchen sammeln konnte. Je nach Alter kann man die Anzahl der Eichelkappen natürlich erhöhen und so die Schwierigkeitsstufe anheben.

Blattbasteleien

Nicht nur im Herbst findet man wunderschöne Blätter und Stöcke auf dem Waldboden. Wer diese mit nach Hause nimmt, der kann daraus wahre Kunstwerke machen. Das Schöne dabei: Schon die ganz Kleinen haben Vergnügen daran und auch größere Kinder packt die Bastellust, wenn die Farben und Waldmaterialien erst mal auf dem Tisch liegen. Man kann die Unterseite von Blättern wunderbar mit Wasserfarbe bepinseln und dann auf ein weißes oder farbiges Blatt abstempeln. Dabei erkennt man sehr schön die Adern, die Form und die Struktur der unterschiedlichen Blätter.

Basteln mit Herbstlaub

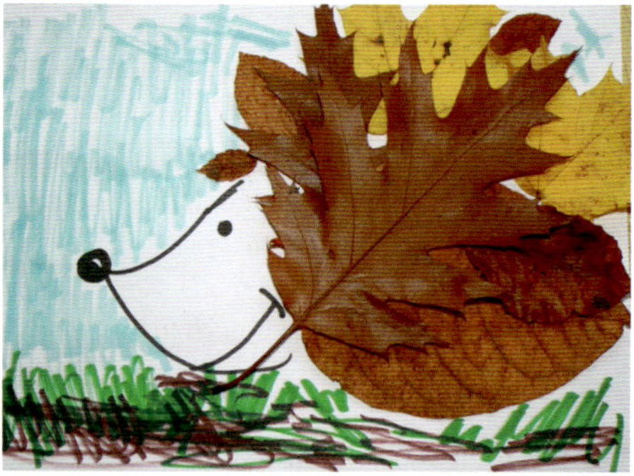

Wer aus auf dem Waldboden gefundenen Schätzen Kunst machen möchte, der kann aus Eicheln, Zapfen, bunten Blättern, Beeren und Stöckchen auf einem Baumstumpf oder einfach auf dem Boden ein Waldmandala legen.

Aus Herbstlaub lässt sich ganz leicht ein Löwe oder Igel basteln. Malen Sie einfach ein Gesicht auf die Mitte eines Blattes und lassen Sie die Kids die Blätter als „Fell" drumherum anordnen. Ruck, zuck ist ein hübsches Kunstwerk fertig, mit dessen Hilfe man auch ein Stück Wald ins Haus holt.

Barfußschlange

Wenn Sie mit mehreren Kindern und Erwachsenen im Wald sind, ziehen Sie sich alle die Schuhe aus und stellen sich hintereinander auf. Die Hände legt jeder auf die Schultern des Vordermannes. Die erste Person, der „Kopf der Schlange", darf als einzige die Augen aufhalten und alle anderen schließen ihre Augen. Langsam setzt sich die Barfußschlange in Gang. Der „Kopf" ist dafür verantwortlich, dass keiner stolpert, also ist Langsamkeit angesagt. Nachdem die Schlange ein wenig durch den Wald gewandert ist, wird getauscht, ein neuer „Kopf" führt die Schlange an. Nach einer Weile können auch alle ihre Augen wieder öffnen, sodass sie schon ahnen, dass es durch eine kleine Pfütze oder über ein Moosfeld geht. Gaudi und Gejohle sind garantiert.

Wenn wir unseren Nachfahren erklären, wie wichtig jeder Baum, jede Pflanze und jeder Käfer für das Ökosystem und damit für unser Leben ist, werden auch die heranwachsenden Kinder die Natur schätzen und schützen. Es lohnt sich also, ihnen zu erklären, dass der Wald nicht nur ein toller Naturspielplatz ist, der uns Menschen guttut und gesund hält, sondern dass er auch Klima, Wasser und Boden schützt. Weil die Wälder jede Menge Kohlenstoff speichern, helfen sie dem Klima und auch uns beim Atmen. Daneben dient der Wald u. a. dem Lärm- und Immissionsschutz sowie als Lawinenschutz.

Wenn Sie mit Ihren Kindern etwas ganz Besonderes erleben wollen, dann verbringen Sie doch mal eine Nacht im Wald und erleben Sie vom Baumzelt heraus, wie sich der Wald im Dunkeln anfühlt. Möglich macht dies Waldbade-Guide Wolfgang Schmidt in Zusammenarbeit mit der Jugendherberge Bad Münstereifel.

www.jugendherberge.de

Ausrüstung & Verhaltenstipps

Die gute Nachricht zuerst: Zum Waldbaden braucht man rein gar keine Ausrüstung. Jeder kann eigentlich immer und überall waldbaden, egal wie alt oder jung, arm oder reich ein Mensch ist. Einzige Voraussetzung ist ein Wald, ein Waldstück oder zur Not ein Stadtpark. Natürlich ist bequemes Schuhwerk wichtig, damit Sie nicht durch schmerzende Füße von der angenehmen Erfahrung des Waldbadens abgelenkt werden. Wenn Sie sich durch den Wald auch abseits der Wege treiben lassen, ist festes, eventuell sogar knöchelhohes Schuhwerk von Vorteil.

Außerdem kann es von Vorteil sein, eine lange Hose zu tragen, sodass die Beine vor Sträuchern oder Brombeerstacheln sowie vor Zecken geschützt sind. Je nach Temperatur ist eine weiche Fleece- oder Wolljacke ein angenehmer Begleiter. Sie sollten sich so kleiden, dass Sie weder frieren noch schwitzen. Der berühmte „Zwiebellook" ist oftmals eine gute Entscheidung – so können Sie eine Jacke eventuell unterwegs ausziehen und um die Hüfte knoten.

Zu Ihrer eigenen Sicherheit möchten Sie vielleicht ein Mobiltelefon mitnehmen, das Sie am besten auf Flugmodus stellen oder ganz ausschalten, um unerwünschte Störungen zu vermeiden. Sollten Sie sich trotz aller Vorsicht verlaufen oder z. B. durch Umknicken verletzen, können Sie so schnell um Hilfe rufen.

Generell gilt jedoch: Weniger ist mehr. Wenn es sich vermeiden lässt, nehmen Sie keinen Rucksack mit. Stecken Sie das Mobiltelefon in die Hosen- oder Jackentasche und überlegen Sie, ob Sie eine kleine Flasche Wasser ebenfalls gut am Körper verstauen können. Es gibt auch recht praktische kleine Hüfttaschen, bei denen das Gewicht um die Hüfte verteilt wird. Der Nachteil beim Rucksacktragen ist, dass die Schultern ständig belastet sind und die Körperhaltung nicht ganz entspannt und natürlich ist. Vielleicht stecken Sie sich noch ein wenig Stärkung ein, ein paar getrocknete Aprikosen vielleicht oder Studentenfutter. Auch eine kleine Sitzunterlage oder wärmende kleine Decke sind, je nach Geschmack, vielleicht gute Begleiter.

Zu Hause lassen sollten Sie neben alkoholischen Getränken auch Zigaretten – schließlich sind Sie zum Waldbad aufgebrochen, um sich selbst etwas Gutes zu tun.

Wenn Sie sich ein richtig luxuriöses Waldbad gönnen wollen, nehmen Sie vielleicht auch eine leichte Outdoor-Hängematte, zwei Spanngurte (um die Rinde der Bäume nicht zu verletzen) und eine warme Decke oder einen Schlafsack mit. Wer zwischen zwei Eichen „abhängt", der kann wirklich alles loslassen und sich vom Wind gewiegt den Tönen, Düften und der klaren Luft im Wald ganz hingeben.

Damit der Wald in seiner wunderbaren Form, mit seiner Artenvielfalt und den wundervollen Entspannungserlebnissen für uns Menschen erhalten bleibt und damit wir unbeschadet bleiben, müssen einige Verhaltensregeln beachtet werden.

Es gibt tatsächlich ein Bundeswaldgesetz, das den Wald schützen soll. Der Waldbrandschutz ist dabei sehr wichtig. Ein scherzhafter Spruch mit einem wahren Kern sagt: „Holz: ein erstaunliches Material, das im Wald sofort, im Ofen dagegen nur schwer in Brand gerät." Gerade in trockenen Sommermonaten muss man aufpassen, damit nicht aus Achtlosigkeit ein Waldbrand entsteht.

Generell gilt natürlich, dass man den Wald so hinterlässt, wie man ihn vorgefunden hat. Müll sollte selbstverständlich mit nach Hause genommen oder in einen Abfallbehälter geworfen werden. Auf das Einschnitzen eines Herzens in eine Baumrinde sollte auch verzichtet werden – die schützende Baumhülle wird so verletzt und der Baum wird nachhaltig geschädigt. Für uns Menschen bilden Zecken, der Fuchsbandwurm und der Eichen-Prozessionsspinner eine Gefahr. Vor ersterer können Sie sich durch lange Kleidung, die Arme und Beine bedeckt, schützen. Am besten stecken Sie die Hosenbeine unten in die Socken, sodass die kleinen Blutsauger keine Möglichkeit finden, an Ihre Haut zu gelangen.

Um sich nicht mit dem Fuchsbandwurm, der die Leber angreift, zu infizieren, sollten Beeren, Früchte und Pilze erst abgewaschen und auf über 60 Grad erhitzt werden, bevor sie in den Mund wandern. Ebenfalls sollten Sie nach einem Waldbesuch Ihre Hände gründlich waschen. Verzehren Sie niemals Pilze, Beeren oder Blätter, wenn Sie sich nicht ganz sicher sind, dass diese essbar sind.

Wegen des Klimawandels kann sich der Eichen-Prozessionsspinner zunehmend in Deutschland ausbreiten. Diese Raupe verfügt über Brennhaare, die für Menschen gefährlich sind und zum Teil starke allergische Reaktionen auslösen können. Wer ein Nest dieser Raupen im Wald entdeckt, sollte umgehend das örtliche Gesundheits- oder Forstamt informieren. In der Regel werden betroffene Waldbereiche weiträumig abgesperrt und mit Warnschildern ausgestattet.

Die gelb-schwarzen Raupen und ihre Nester dürfen auf keinen Fall berührt werden. Sollten Sie den Verdacht habe, dies doch aus Versehen getan zu haben, dann wechseln Sie schnellstmöglich im Freien Ihre Kleider. Waschen Sie diese bei mindestens 60 Grad. Sichtbare Raupenhaare lassen sich mit einem Tesafilmstreifen entfernen, Schuhwerk oder Rucksäcke sollten nass gereinigt werden. Sollten Atembeschwerden oder allergische Hautreaktionen auftreten, suchen Sie schnellstmöglich ärztliche Hilfe.

Literaturtipps/ Personenregister

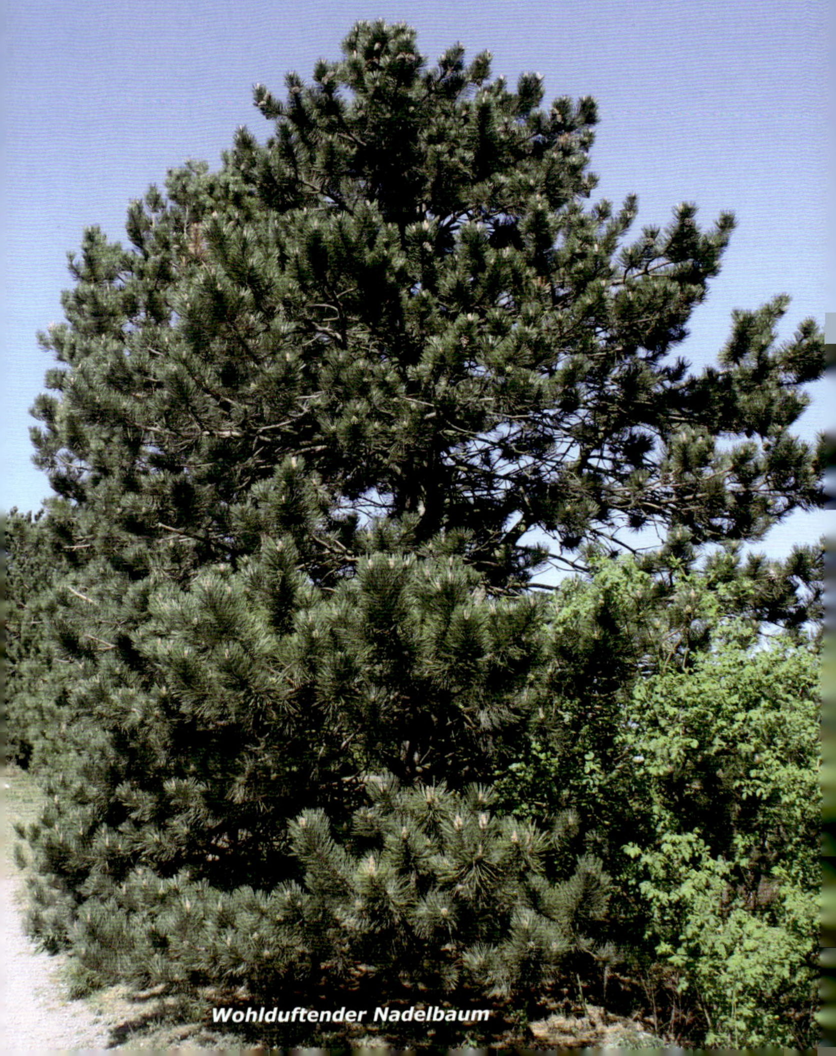

Wohlduftender Nadelbaum

- Andy Goldsworthy: **Holz**, Verlag Zweitausendeins, ISBN 978-3861501848. Goldworthy macht Kunst aus den Dingen, die er in der Natur findet. Verblüffend, faszinierend – Waldbaden für die Sinne vom Sofa aus. Wie andere Künstler mit Leinwandfarben arbeiten, so arbeitet Goldsworthy mit Blumen und Blättern, Kieselsteinchen, Steinplatten, Astlöchern, Bäumen, Zweigen, Erde, Schnee oder Eis. Geht direkt ins Herz. Gleiches gilt für seinen Natur-Kunst-Film **„Rivers &T ides"**. ASIN: B004BD6L00 – auf DVD oder zum Download auf Streamingplattformen erhältlich.

- Johann Wolfgang von Goethe: **Wanderers Nachtlied**. Goethe schrieb dieses Gedicht (es gibt noch ein zweites mit dem gleichen Titel, das er später verfasste) nach einer Wanderung durch einen finsteren Fichtenwald. Diese und weitere, wunderbare Baum-/Waldgedichte finden sich in: **Sämtliche Gedichte von Johann Wolfgang von Goethe**, Insel Verlag, ISBN 978-3458173557.

- Jen Green: **Bäume: Entdecke die verborgene Welt des Waldes**, Dorling Kindersley Verlag, ISBN 978-3831038206. Ein toll illustriertes Kinderbuch, das von der Baumkrone bis zu den Wurzeln anschaulich erklärt, wie der Wald funktioniert.

- Dr. Qing Li: **Die wertvolle Medizin des Waldes – Wie die Natur Körper und Geist stärkt,** Rowohlt Polaris Verlag, ISBN 978-3499634017. In dem reich bebilderten Buch werden die Grundzüge des Waldbadens besonders aus der japanischen Sicht beleuchtet.

- Richard Louv: **Das letzte Kind im Wald: Geben wir unseren Kindern die Natur zurück!,** Herder Verlag, ISBN 978-3451065217. Dieses Buch, das in vielen Ländern Europas eine breite ökologische Bewegung ausgelöst hat, will unseren Kindern die Natur zurückgeben – weil sie sie für ihre Entwicklung brauchen.

- Yoshifumi Miayazaki: **Shinrin Yoku – Heilsames Waldbaden: Die japanische Therapie für innere Ruhe, erholsamen Schlaf und ein starkes**

Immunsystem, Irisana Verlag, ISBN 978-3424153477. Der Autor ist Professor und einer der weltweit führenden Shinrin-Yoku-Experten und stellt in diesem Buch zahlreiche Forschungsergebnisse und Tipps für Waldbaden zusammen.

▷ Angela Schuh, Gisela Immich: **Waldtherapie – das Potenzial des Waldes für Ihre Gesundheit**, Springer Verlag, ISBN 978-3662590256. Ein toller Überblick über alle aktuellen Forschungsergebnisse zum Thema Waldtherapie. Die Autorinnen erforschen an der Münchener Universität die Wirkung von Wald und Klima auf die Gesundheit.

▷ Henry David Thoreau: **Walden oder Leben in den Wäldern**, ISBN 978-3868203394. Der Leseklassiker für alle, die vom Aussteigen träumen! Thoreau hat sich im Jahr 1845 eine Blockhütte an einem einsamen Waldsee gebaut und dort zwei Jahre lang im Einklang mit der Natur und fernab der Zivilisation gelebt.

▷ Bernadette Wörndl: **Waldkochbuch**, Hölker Verlag, ISBN 978-3881172295. Ob Pilzgerichte oder Fichtenwipfel – der Wald als Speisekammer sorgt für unglaubliche Geschmackserlebnisse.

Internetseiten zum Thema

▷ **www.kneippaerztebund.de** – Ärztegesellschaft für Präventionsmedizin und klassische Naturheilverfahren, Kneippärztebund e.V., neue Forschungsergebnisse, aktuelle Studien und Artikel rund um das Thema Naturheilverfahren

▷ **www.ncbi.nlm.nih.gov** – Datenbank der US National Library of Medicine (National Institutes of Health), hier können die aktuellsten Studien über Shinrin Yoku (Waldbaden) eingesehen werden.

▷ **www.netzwerk-waldbaden.com** – Netzwerk Waldbaden und Gesundheit, u. a. mit Übersicht über Kursleiter*innen für Waldbaden (nach Postleitzahlen sortiert)

▷ **www.sdw.de** – Schutzgemeinschaft Deutscher Wald. Die Gemeinschaft von Waldschützern engagiert sich für die Erhaltung, aber auch für die waldschonende Nutzung der Wälder. Ziel ist es, das Verhältnis von Mensch und Wald zu verbessern. Auf der Website gibt es ausführliche Infos zu allen Waldthemen, aber auch Angebote zu Waldbadeseminaren. Die SDW hat rund 25.000 Mitglieder in Deutschland und rund 350 Ortsgruppen, die Naturschutzarbeiten durchführen.

▷ **https://waldbaden-nrw.de** – Aktuelle Infos, Filme, Tipps und Veranstaltungen vom Waldbade-Guide Hermann Schmidt

▷ **www.waldwissen.net** – Forstliche Fachleute & Forscher stellen qualitätsgesicherte Fachinformationen über Wald, Mensch und Forstwirtschaft vor. Spannende Artikel beleuchten u. a., dass Ameisen Zecken vertreiben, die Vielfalt der deutschen Waldvogelarten, Wildpflanzen und Themen wie „Wald und Gesundheit".

Weit verzweigte Äste vor blauem Himmel

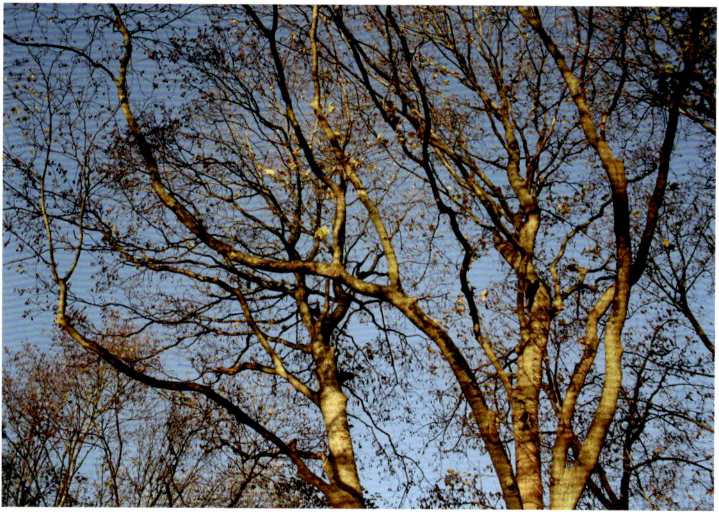

Personenregister

- **Hans Carl von Carlowitz** lebte von 1645 bis 1714 und war als Oberberghauptmann am Oberbergamt in Freiberg tätig. Da er in seiner Amtszeit eine bedrohliche Holzverknappung und starke Ausbeutung der Wälder sah, schrieb er im Jahr 1713 das erste Werk zum Thema Nachhaltigkeit. In der Schrift „Sylvicultura oeconomica" forderte er, dass nur so viel Holz aus den Wäldern entnommen werden sollte, wie man durch gezielte Aufforstung wieder nachzüchten konnte. Somit formulierte er auch die ersten Ziele der deutschen Forstwirtschaft und die Richtlinie vom nachhaltigen Umgang mit Rohstoffen.

- **Dr. Qing Li:** Der Wissenschaftler ist weltweit anerkannter Forstwissenschaftler und Mediziner und einer der „Erfinder" des Waldbadens. Als Präsident sitzt er der im Jahr 2007 in Japan gegründeten Gesellschaft für Waldmedizin vor. Außerdem lehrt Dr. Qing Li an der Nippon School in Tokio das Fachgebiet Waldmedizin, das seit 2012 einen eigenen Forschungszweig darstellt.

- **Yoshifumi Miyazaki**: Japanischer Waldtherapieforscher, der in den frühen 90er-Jahren als Professor und Direktor des Zentrums für Umwelt, Gesundheit und Feldforschung an der Universität Chiba Feldforschungen betrieb, die die positiven gesundheitlichen Auswirkungen des Shinrin Yoku belegten.

Index

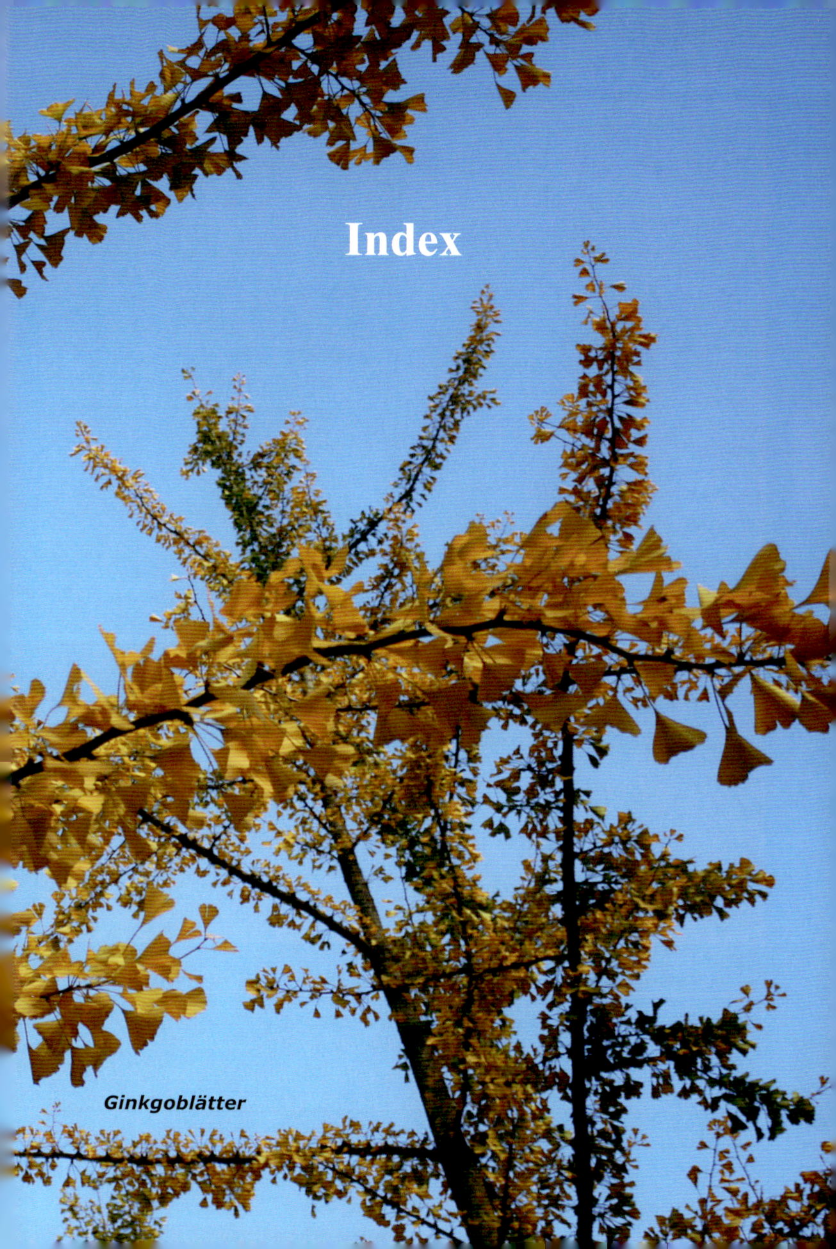

Ginkgoblätter